Die meisten Diäten funktionieren nicht, denn sie gehen von einem Verbot aus. Und Sie wissen ja: Wer nicht an einen rosa Elefanten (Schokolade …) denken soll, hat ihn hundertprozentig vor Augen. Hier aber gibt es keine Verbote! Es geht um den Kern des Zu-viel-Essens: die Art und Weise, wie wir über uns selbst und über das Essen denken. Kimberly Willis zeigt, wie wir uns von ungünstigen Denkmustern lösen können. Sie bietet eine Orientierungshilfe voller praktischer Tipps, die nicht auf Verboten oder Kalorienzählen basieren, sondern auf Ihrer Einstellung zum Essen.

Kimberly Willis ist Ernährungsberaterin, Hypnose-Therapeutin und Life Coach. Sie lebt in Sheffield, England.

Kimberly Willis

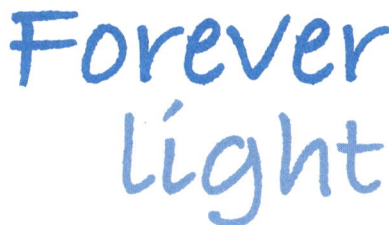

Forever light

Der kleine Begleiter
auf dem Weg
zum Wunschgewicht

Aus dem Englischen von
Bettina Lemke

Deutscher Taschenbuch Verlag

Ausführliche Informationen über unsere
Autoren und Bücher
finden Sie auf unserer Website
www.dtv.de

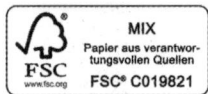

Deutsche Erstausgabe 2013
© 2011 Kimberly Willis
Published by Arrangement with Kimberly Willis
Titel der englischen Originalausgabe:
›The Little Book of Diet Help.
Truth, tips and therapy for a happier, slimmer you‹
Piatkus
An Imprint of Little, Brown Book Group,
An Hachette UK Company
Illustrations copyright (Illustrationen zur Klopfakupressur): © Alexis Seabrook
Alle weiteren Innenillustrationen: Stephanie Wiehle
Dieses Werk wurde vermittelt durch die
Literarische Agentur Thomas Schlück GmbH, 30827 Garbsen.
© 2013 Deutscher Taschenbuch Verlag GmbH & Co. KG,
München
Umschlagkonzept: Balk & Brumshagen
Umschlaggestaltung: Stephanie Wiehle (Egger Grey Illustrations)
nach einer Idee von Lisa Helm
Satz: Greiner & Reichel, Köln
Gesetzt aus der Avenir
Druck und Bindung: Druckerei C. H. Beck, Nördlingen
Gedruckt auf säurefreiem, chlorfrei gebleichtem Papier
Printed in Germany · ISBN 978-3-423-34761-7

über dieses Buch

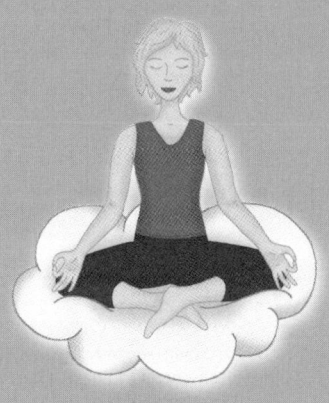

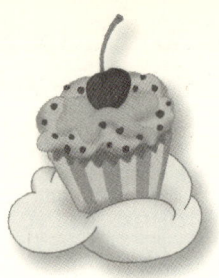

Sie möchten also abnehmen und wenn Sie dieses Buch lesen, haben Sie bereits viele Diäten ausprobiert.
(Warum würden Sie es sonst lesen?)

Dieses Buch ist anders.

Zunächst sollten Sie wissen, dass es kein Diätbuch ist.

Sie wissen bereits, was Sie tun müssen, um abzunehmen.

Dieses Buch hilft Ihnen, ein paar Hindernisse zu beseitigen, die Sie davon abhalten, schlanker zu werden.

Es bietet Ihnen zudem einige Informationen zur Ernährung sowie darüber, welche Wirkung diese auf Sie hat – Sie werden feststellen, dass Sie automatisch etwas bei der Auswahl der Lebensmittel verändern, die Sie Ihrem Körper zukommen lassen.

Dieses Buch unterscheidet sich von anderen Methoden zum Abnehmen, die Sie ausprobiert haben. Denn ich helfe Ihnen, Ihre Einstellung sich selbst, Ihrem Körper und Ihrer Ernährung gegenüber zu verändern, und zwar mithilfe von

Yogaübungen, Akupressurtechniken, Hypnotherapie und Übungen aus dem Bereich des neurolinguistischen Programmierens.

Diese Methoden werden in vielen Teilen der Welt angewendet, um Menschen zu helfen, mit unterschiedlichsten Problemen fertig zu werden – von irrationalen Ängsten bis zur Stärkung des Selbstbewusstseins. Sie werden Folgendes feststellen: Wenn Sie Ihre Denkmuster verändern und positive Verhaltensweisen bei sich selbst fördern, werden Sie in der Lage sein, negative Gewohnheiten zu verändern. Und das wird Ihnen helfen, müheloser und dauerhafter abzunehmen.

Ich habe für dieses Buch Übungen ausgewählt, die ich erfolgreich bei meinen Abnehmkursen angewendet habe. Viele Teilnehmer der Kurse konnten mithilfe dieser Techniken ihre Gewohnheiten verändern. Sie hatten eine positivere Einstellung, waren motivierter und konnten müheloser abnehmen als bei einer strengen Diät.

Wer ich bin? Ich bin eine Abnehmexpertin, die seit vielen Jahren sowohl mit einzelnen Personen als auch mit Gruppen arbeitet, um ihnen dabei zu helfen, auf natürliche Weise schlanker, gesünder und glücklicher mit ihrem Körper zu werden.

Kimberley Willis

Warum halten Sie an Ihren überschüssigen Pfunden fest?

 Sie hängen an emotionalen Ketten aus Ihrer Vergangenheit.

 Diese Ketten hindern Sie daran vorwärtszukommen.

 Aufgrund der Ketten halten Sie an Ihrem überschüssigen Gewicht fest.

 Sprengen Sie diese Ketten und Sie werden feststellen, dass Sie das Gewicht nicht mehr brauchen und sich davon trennen können.

 Die Übungen in diesem Buch werden Ihnen helfen, sich von den Ketten zu befreien, die Sie an die Vergangenheit binden.

 Mithilfe der Klopftechniken, bei denen wirksame Akupressurpunkte genutzt werden, können Sie negative Emotionen auflösen.

Ihr Ziel:

- Eine positive Haltung gegenüber sich selbst, Ihrem Körper und Ihrem Aussehen zu entwickeln.
- Zu essen, wenn Sie Hunger haben.
- Mit dem Essen aufzuhören, wenn Sie keinen Hunger mehr haben.
- Sich von starken Essensgelüsten zu befreien.
- Motiviert zu sein, mehr Sport zu treiben.
- Auf mühelose und natürliche Weise abzunehmen.

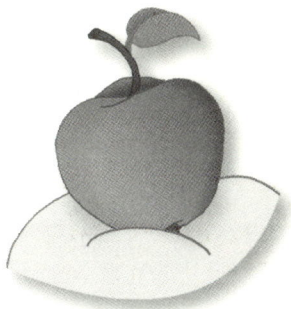

Inhalt

1. Legen Sie los!   13

2. Verändern Sie Ihr Befinden   39

3. Lernen Sie, Ihre Ernährungsmuster zu verstehen   79

4. Bekommen Sie Ihre Essgelüste in den Griff   97

5. Helfen Sie Ihrer Leber beim Entgiften   109

6. Nutzen Sie die Kraft Ihres Geistes   123

7. Bewegen Sie sich   135

8. Erreichen Sie Ihr Ziel   159

9. Klopfanleitung   173

10. Danksagung   176

I

Legen Sie los!

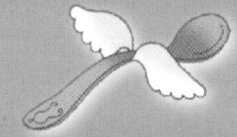

Schnelle Stoffwechselanregung

Das kurbelt Ihren Stoffwechsel an, und wenn Ihr Stoffwechsel angeregt ist, verbrennen Sie mehr Kalorien:

- Stellen Sie sich hin.

- Legen Sie eine Hand auf Ihren Bauch.

- Atmen Sie tief und langsam durch Ihre Nase, so als ob Sie in die Tiefen Ihres Bauches hineinatmen könnten.

- Wiederholen Sie diese Atmung fünf Mal.

Null Fett

bedeutet nicht

null Kalorien.

Auf die Kalorien kommt es an!

Haben Sie Hunger?

 Bevor Sie nach einem Snack greifen, sollten Sie ein Glas Wasser trinken.

 Wenn Sie Durst haben, kann Ihr Körper Hungersignale aussenden. Er weiß, dass Sie aus der Nahrung Wasser beziehen können.

 Trinken Sie etwas Wasser, dann stellen Sie vielleicht fest, dass Ihr Hunger verschwindet.

Wie können Sie abends beim Fernsehen mehr Kalorien verbrennen?

Treiben Sie morgens Sport!

Das kurbelt Ihren Stoffwechsel für den restlichen Tag an.

Selbst wenn Sie abends vor dem Fernseher sitzen, verbrennen Sie mehr Kalorien als sonst.

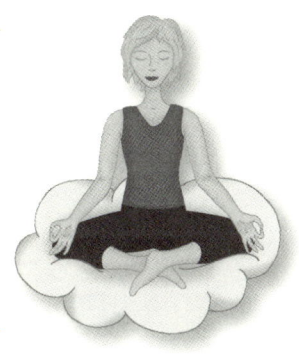

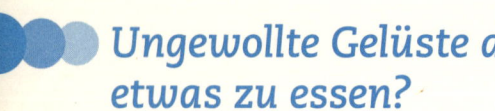

Ungewollte Gelüste auf etwas zu essen?

Reiben Sie den Bereich zwischen Ihrer Nase und Ihrer Oberlippe circa eine Minute lang mit Ihrem Zeigefinger.

Die Massage dieses Punktes wirkt beruhigend.
Sie wird Ihnen guttun und Ihre Essgelüste mindern.

Umarmen Sie jemanden!

Wenn Sie jemanden umarmen, geht es Ihnen besser.

Wenn es Ihnen besser geht, ernähren Sie sich besser.

Also los, knuddeln Sie jemanden!

Der Kampf gegen die Versuchung

Manchmal haben Sie das Gefühl, als fände ein Kampf in Ihrem Kopf statt. Ein Teil von Ihnen weiß, dass Sie nicht hungrig sind und das Stück Kuchen wirklich nicht wollen – aber der andere Teil von Ihnen versucht Sie davon zu überzeugen, dass es in Ordnung ist, es zu essen – schließlich haben Sie es sich verdient …

So können Sie den Kampf gegen die Versuchung gewinnen:

Wenn Sie ein starkes Verlangen nach einem kleinen Snack verspüren, können Sie den kleinen Knorpel an Ihrem Ohr massieren, der sich vor dem Gehörgang befindet. Reiben Sie ihn ein paar Minuten lang zwischen Daumen und Zeigefinger.

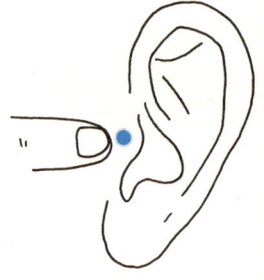

Dieser wirksame Akupressurpunkt hilft Ihnen, Ihre Essgelüste zu stoppen, indem er Ihre Energie so umpolt, dass Ihr Appetit gemindert wird.

Die raffinierten Kohlenhydrate und die Zucker-Hunger-Falle

Was passiert, wenn Sie einen Teller Nudeln oder ein Stück Kuchen essen?

- Ihr Blutzuckerspiegel steigt drastisch an.
- Ihr Körper setzt immer mehr Insulin frei, um damit fertig-zuwerden.
- Das überschüssige Insulin sorgt nun dafür, dass der Blut-zuckerspiegel extrem abfällt.
- Die Folge ist, dass Sie hungrig, müde und gereizt sind.
- Sie haben das drängende Verlangen, noch etwas zu essen.
- Sie nehmen zu.
- Diese ständigen Schwankungen des Blutzuckerspiegels können zu Diabetes führen.

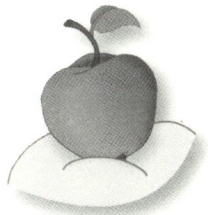

Wie können Sie Ihren Blutzuckerspiegel stabilisieren?

Der Verzehr von Proteinen (Eier, Puten- und Hühnerfleisch) oder nicht-raffinierten Kohlenhydraten (Vollkornnudeln, Naturreis und Vollkornbrot) verhindert das drastische Absinken des Blutzuckerspiegels.

Wenn Sie Ihren Blutzuckerspiegel stabilisieren,

• sind Sie länger satt

• essen Sie weniger

• haben Sie mehr Energie

• sind Sie zufriedener

• nehmen Sie auf natürliche Weise ab

Schlanke Menschen hören
auf zu essen, wenn sie keinen
Hunger mehr haben.

Übergewichtige Menschen
hören auf zu essen,
wenn sie voll sind.

Energieschub für den Nachmittag

Es ist vier Uhr nachmittags und Sie fühlen sich müde. Sie brauchen einen Energieschub.

Probieren Sie die folgende Übung aus, anstatt zum Kiosk zu gehen.

- Stellen Sie sich hin.

- Beginnen Sie auf der Stelle zu marschieren und ziehen Sie die Knie dabei weit nach oben. Lassen Sie die Arme so mitschwingen, dass der rechte Arm zusammen mit dem linken Knie und der linke Arm mit dem rechten Knie vorne ist.

- Marschieren Sie nun so, dass der rechte Arm zusammen mit dem rechten Knie und der linke Arm mit dem linken Knie vorne ist.

- Wiederholen Sie den Ablauf dann noch einmal von vorne.

Hüten Sie sich vor dem Glückspunkt ...

Das ist ein besonderer Punkt in Ihrem Gehirn, der durch Lebensmittel mit einem hohen **Fett-, Salz- und Zuckergehalt** angeregt wird.

Dazu gehören zum Beispiel Kekse, Pizzas und Frittiertes – zuckrige, salzige, fetthaltige Dinge.

Ihr Gehirn liebt es, wenn der Glückspunkt stimuliert wird – das wirkt wie eine Droge und Ihr Gehirn will sich dieses Gefühl bewahren.

Ein Teil Ihres Gehirns versucht nun, Sie dazu zu bringen, immer mehr von diesen Produkten zu essen.

Selbst wenn Sie voll sind, ja wenn Sie beinahe platzen, will es, dass Sie noch mehr davon essen.

Wenn der Glückspunkt das Kommando übernimmt, können Sie einfach nicht aufhören zu essen. Sie haben keine Kontrolle mehr.

Hüten Sie sich vor Produkten, die diesen Mechanismus auslösen – genau das wollen die Hersteller erreichen. Sie wollen, dass Sie ein unstillbares Verlangen nach ihren Produkten entwickeln und immer mehr davon essen wollen. Meiden Sie solche Produkte – sie bezwingen den stärksten Willen!

Wenn Sie ein solches Verhalten bei sich erkennen, sollten Sie die Produkte vermeiden, die es auslösen.

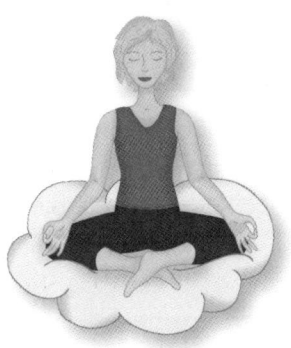

Ist jeder Hunger gleich?

Physischer Hunger

Entsteht Stunden nach Ihrer letzten Mahlzeit. Dies ist echter Hunger, den Sie beachten müssen.

Emotionaler Hunger

Wird durch einen emotionalen Auslöser hervorgerufen. Er tritt zu jeder beliebigen Tageszeit auf, selbst wenn Sie gerade erst etwas gegessen haben. **Diese Hungerart sorgt dafür, dass Sie zunehmen.**

Ein positiver Schub für Geist und Körper

Diese Übung baut Sie auf und hilft Ihnen, wieder in Kontakt mit Ihrem Körper zu kommen.

- Stellen Sie sich hin.

- Legen Sie die Hände vor Ihrer Brust in einer Gebetshaltung gegeneinander, atmen Sie tief ein und strecken Sie dann eine Hand nach oben, sodass die Handfläche zum Himmel zeigt. Die andere Hand strecken Sie hinter sich in Richtung Boden. Die Handfläche zeigt dabei vom Körper weg.

- Atmen Sie tief ein. Führen Sie Ihre Hände zurück in die Gebetsposition, während Sie ausatmen, und wiederholen Sie die Übung mit dem jeweils anderen Arm.

- Wiederholen Sie nun den gesamten Ablauf.

Wenn es Ihnen besser geht, ernähren Sie sich auch besser.

Ernähren Sie sich besser.

Versuchen Sie gar nicht erst, sich richtig zu ernähren

Auf eine *bessere* Ernährung zu achten ist leichter, als sich *richtig* zu ernähren.

Es kann sehr anstrengend und deprimierend sein, sich die ganze Zeit richtig zu ernähren. Wahrscheinlich wird es Ihnen nicht gelingen und dann werden Sie noch frustrierter sein.

Doch Sie können **es schaffen, sich besser zu ernähren** als bisher. Und wenn Ihnen das gelingt, werden Sie mit sich selbst zufrieden sein und sich über die positiven Veränderungen freuen.

Wenn Sie es nicht schaffen, sich richtig zu ernähren, werden Sie dagegen frustriert sein. Und wenn Sie frustriert sind, neigen Sie eher dazu, sich mit Essen zu trösten. Genau dazu führen restriktive Diäten.

Sich besser zu ernähren verleiht Ihnen ein positives Gefühl. Sie dürfen dabei menschlich sein und Menschen machen Fehler!

Essen Sie langsam!

Kauen Sie langsam!

Achten Sie darauf,
was Sie essen.

Schlinger schmecken
nicht, was sie essen.

Nehmen Sie Ihr Essen
bewusst wahr. Wie duftet es?

Kauen Sie langsam.

Schmecken Sie Ihr Essen.

Schätzen Sie Ihr Essen.

Werfen Sie strenge Diäten über Bord – hören Sie auf, bestimmte Lebensmittel als »verboten« einzustufen

Warum Sie sich an diese Empfehlung halten sollten? Probieren Sie einmal Folgendes aus:

Denken Sie nicht an rosafarbene Elefanten!

Ich wette, Sie haben es doch getan.

Sagen Sie nun zu sich selbst: »Ich werde keine Schokolade essen, keine Schokolade, keine Schokolade!«
Was hört Ihr Kopf?

Schokolade Schokolade Schokolade **Schokolade**

Das zwingt auch den stärksten Willen in die Knie.

Am Ende vertilgen Sie eine ganze Tafel Schokolade auf einmal.

Genehmigen Sie sich etwas Schokolade und richten Sie Ihre Gedanken und Ihre Energie auf andere Dinge aus.

Haben Sie Hunger?

 Legen Sie Ihre Hand auf Ihren Bauch und achten Sie nur darauf, wie Ihr Bauch sich wirklich fühlt.

 Wenn Sie echten körperlichen Hunger ignorieren, bis Sie förmlich am Verhungern sind, arbeitet Ihr Körper insgesamt langsamer, da er denkt, er befände sich in einer Hungersnot und müsse Energie sparen.

Deshalb verbrennt er keine Kalorien mehr.

 Essen Sie dann schließlich etwas, befürchtet Ihr Körper, dass es danach wieder nichts mehr zu essen geben wird, und legt Reserven an (am Bauch und am Po!). Außerdem bringt er Sie dazu, mehr zu essen, für den Fall, dass die nächste Hungersnot bereits bevorsteht.

ESSEN SIE ALSO ETWAS – wenn Sie Hunger haben!

 Legen Sie ein Mal pro Stunde Ihre Hand auf Ihren Bauch, nur um zu prüfen, wie er sich fühlt.

Wahrscheinlich haben Sie Ihren Bauch bereits jahrelang ignoriert – er könnte etwas Aufmerksamkeit gut gebrauchen.

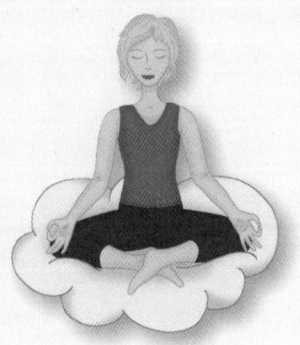

Essen Sie langsam.

Essen Sie bewusst.

Hören Sie auf zu essen,
wenn Sie keinen Hunger mehr haben.

Spüren Sie, wie das überschüssige
Gewicht förmlich wegschmilzt.

Es ist wirklich so einfach!

Sind alle Kalorien gleich?

NEIN!

Mit welcher Geschwindigkeit verlässt die Nahrung Ihren Magen?

- **Protein** verlässt den Magen mit circa vier Kalorien pro Minute.

- **Zucker und Kohlenhydrate** verlassen den Magen mit bis zu 30 Kalorien pro Minute.

Das heißt:

- Proteinreiche Nahrung hält Sie länger satt.

- Sie essen weniger und nehmen stärker ab.

Den Serotoninspiegel erhöhen und sich großartig fühlen

Serotonin ist eine chemische Substanz im Gehirn, die für gute Laune sorgt.

Einige Lebensmittel wirken sich positiv auf Ihre Stimmung aus und schenken Ihnen Energie.

Walnüsse, Putenfleisch, Koriander, Bananen, Fisch und Avocados gehören dazu. (Auch wenn alles zusammen nicht gerade das leckerste Gericht der Welt ergibt …)

Sport, Schlaf und die Gesellschaft anderer Menschen erhöhen den Serotoninspiegel ebenfalls.

Haustiere　　　　　Sonnenlicht　　　　　Positive Gedanken

All diese Dinge verbessern Ihre Stimmung und führen dazu, dass Sie sich besser ernähren und mehr Sport treiben.

Protein stabilisiert den Blutzuckerspiegel und reduziert Ihren Appetit. Damit reduziert sich auch die Essensmenge, die Sie an einem Tag verzehren.

Zuhören Zuhören Zuhören

Hören Sie auf Ihren Körper,
und wenn er physischen Hunger hat –
essen Sie!

Ihr Körper wird glauben,
dass viel Essen vorhanden ist,
und Ihr Stoffwechsel wird beschleunigt.

Entscheiden Sie sich dafür,
Ihrem Körper etwas Gutes zu tun.

2

Verändern Sie Ihr Befinden

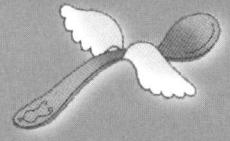

Wie Sie sich fühlen

… beeinflusst die chemischen Vorgänge in Ihrem Körper.
… beeinflusst Ihren Stoffwechsel und Ihren Energiehaushalt.
… beeinflusst, was Sie essen.
… beeinflusst, wie viel Sport Sie treiben.

Wenn Sie dauerhaft abnehmen möchten, ist es daher von entscheidender Bedeutung, sich Techniken anzueignen, die zu größerer Ausgeglichenheit und einer positiven Einstellung führen.

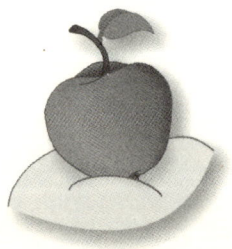

Würden Sie so etwas zu einem Freund sagen?

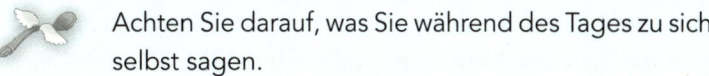

Achten Sie darauf, was Sie während des Tages zu sich selbst sagen.

Wahrscheinlich sagen Sie schreckliche Dinge.

Gewöhnen Sie es sich ab,
gemein zu sich selbst zu sein.

Gewöhnen Sie es sich ab,
sich selbst schlechtzumachen.

Negative Gedanken laugen Sie emotional aus und rauben Ihnen körperliche Energie.

Wenn Sie unzufrieden mit sich selbst sind,
neigen Sie eher dazu, sich mit Essen zu trösten.

Denken Sie an etwas, das Sie an sich selbst mögen.

Unterbrechen Sie die negativen Gedanken.

Stress

Die einzige Erklärung, die Ihr Körper für Stress hat, ist eine HUNGERSNOT.

Wenn Sie gestresst sind, verlangsamt der Körper daher Ihren Stoffwechsel, um Nahrung zu sparen.

Er denkt: »Die Hungersnot kommt – ich muss Vorräte anlegen!«

Wenn es Ihnen gelingt, eine innere Balance zu entwickeln und mit den Anforderungen des Lebens zurechtzukommen, wird Ihr Stoffwechsel optimal arbeiten und das wird Ihnen beim Abnehmen helfen.

Versuchen Sie, ein paar Minuten der Achtsamkeit in Ihren Tag zu integrieren.

Was ist Achtsamkeit?

Achtsamkeit ist ein Weg, im Moment präsent zu sein.

Im Moment präsent zu sein bedeutet, dass man nicht versucht, etwas zu ändern. Es bedeutet, dass man einfach *bewusst ist*.

Viele von uns sind so beschäftigt – denken immer daran, was gestern geschehen ist und was wir morgen erledigen müssen –, dass wir den Moment vergessen, in dem wir uns befinden. Wir vergessen das Jetzt.

Das Jetzt bewusst zu erleben bedeutet,
dass wir präsent sind, ohne zu urteilen.

Es ist eine einfache Übung,
die *enorme* Auswirkungen haben kann.

Zeit für den Geist

Praktizieren Sie Achtsamkeit

Indem Sie Achtsamkeit praktizieren – selbst wenn es sich nur um ein paar Minuten täglich handelt –, bieten Sie Ihrem Geist eine Erholungspause. Das hilft Ihnen, innerlich ruhiger zu werden und manche Dinge aus einer anderen Perspektive zu betrachten. Darüber hinaus kann es Ihnen helfen, wenn Sie deprimiert sind und mit Stimmungsschwankungen zu kämpfen haben.

So hat Ihr Geist Zeit, sich zu entspannen und neu auszurichten.

Das hilft Ihnen, ohne Trostfutter auszukommen. Außerdem können Geist und Körper wieder in Kontakt miteinander treten.

Auf der nächsten Seite finden Sie ein paar Tipps dazu, wie Sie Achtsamkeit praktizieren können.

Achtsamkeit

Nur fünf Minuten Achtsamkeit pro Tag bringen Geist und Körper zur Ruhe, reduzieren Stress und machen Sie insgesamt zufriedener. Wenn Geist und Körper zufrieden sind, ernähren Sie sich besser.

- Setzen oder legen Sie sich hin. Schließen Sie die Augen.

- Gehen Sie Ihren Körper im Geist durch, beginnend beim Kopf. Achten Sie darauf, wie Ihr Körper sich fühlt, welche Teile sich wohlfühlen und bei welchen ein unangenehmes Gefühl spürbar ist.

- Beobachten Sie nun – ohne es zu bewerten –, wie es Ihnen geht. Sind Sie genervt, entspannt, gestresst, glücklich, traurig?

- Nun konzentrieren Sie sich auf Ihre Atmung. Atmen Sie tief durch Ihre Nase ein und aus, so als könnten Sie in die Tiefen Ihres Bauches hineinatmen.

- Wenn Sie das nächste Mal ausatmen, zählen Sie innerlich »eins«. Fahren Sie bei jedem Atemzug mit dem Zählen fort, bis Sie bei zehn angekommen sind, und fangen Sie dann erneut bei eins an.

Während Sie zählen, stellen Sie vielleicht fest, dass Ihre Gedanken abschweifen. Sobald Sie es bemerken, richten Sie Ihre Gedanken einfach erneut auf Ihre Atmung aus. Mit etwas Übung wird Ihnen das bald leichter fallen.

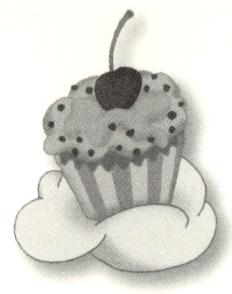

Überzeugungen haben eine große Macht

Wovon sind Sie überzeugt?

- Ich habe bei Diäten immer versagt.
- Ich werde immer dick sein.
- Ich habe einen trägen Stoffwechsel.
- Ich habe einen schwachen Willen.
- Es gelingt mir einfach nicht, abzunehmen.
- Es ist schwer, in meinem Alter abzunehmen.

Wie lautet Ihre stärkste negative Überzeugung?

Denken Sie darüber nach, welche Macht diese Überzeugung über Sie hat.

Ihr Geist arbeitet sehr intensiv daran,
dass Ihre Überzeugungen
sich tatsächlich bewahrheiten.

Negative Überzeugungen wegklopfen

Die folgende Übung hilft Ihrem Geist,
negative Überzeugungen aufzulösen,
die Sie nicht länger nötig haben.

Gehen Sie die Punkte in der Klopfanleitung (s. S. 174 / 175) nacheinander durch und machen Sie bei jeder Aussage aus der nebenstehenden Liste einen kompletten Durchgang, bei dem Sie auf Gesicht und Hände klopfen. Sprechen Sie jede Aussage laut aus, während Sie sich beklopfen. Denken Sie nun an eine bestimmte negative Überzeugung.

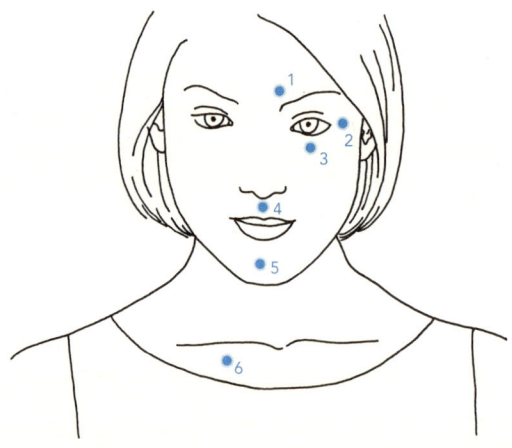

Obwohl ich diese Überzeugung habe, geht es mir gut.

Obwohl ich glaube, dass diese Überzeugung wahr ist, geht es mir gut.

Ich weiß, dass es Gründe in der Vergangenheit gab, die mich zu dieser Überzeugung geführt haben; doch nun kann ich nach vorne schauen.

Ich kann die Vorstellung zulassen, wie es wäre, wenn ich diese Überzeugung loslassen würde.

Ich kann die Vorstellung zulassen, was ich empfinden würde, wenn diese Überzeugung sich als falsch erweisen würde.

Nun fühle ich mich _____.
(motiviert, frei, entlastet, stark)

Positiver Stimmungsschub

Wenn es Ihnen besser geht, ernähren Sie sich besser und Sie treiben mehr Sport.

Hier eine leichte Übung zur Stimmungssteigerung, die Sie ausführen können, wenn Sie etwas niedergeschlagen sind.

- Stellen Sie sich hin.
- Atmen Sie tief ein.
- Blicken Sie nach oben, als würden Sie zur Sonne schauen.
- Strecken Sie Ihre Hände mit gespreizten Fingern über den Kopf.
- Lächeln Sie (selbst wenn Ihnen nicht danach zumute ist).
- Lächeln Sie (na los, machen Sie ein freundliches Gesicht!).
- Lächeln Sie der Welt zu.
- Bei der nächsten Ausatmung lassen Sie Ihre Arme wieder sinken und schütteln sie dabei aus.

Die eigene Stimmung verändern
zu können, ist sehr wichtig.

Machen Sie sich bewusst,
dass Sie selbst für Ihre Stimmung
verantwortlich sind.

Ihre Stimmung kann sich auf Ihren
Stoffwechsel auswirken.

Ihre Stimmung hat einen Einfluss
darauf, was Sie essen.

Wie beeinflusst Ihre Stimmung Ihren Stoffwechsel?

Wenn Sie gut gelaunt sind, ist Ihr Serotoninspiegel wahrscheinlich hoch.

Ein hoher Serotonin-Spiegel wirkt sich nicht nur positiv auf Ihr generelles Glücksempfinden aus, sondern führt auch dazu, dass Sie weniger Appetit haben, so dass Sie eher kleinere, regelmäßige Mahlzeiten zu sich nehmen.

Wenn Sie schlecht gelaunt sind, ist Ihr Serotonin-Spiegel wahrscheinlich im Keller. Das führt in der Regel dazu, dass Sie ein großes Verlangen nach raffinierten Kohlenhydraten haben, da diese eine schnelle Anhebung des Serotonin-Spiegels hervorrufen. Sie werden wahrscheinlich eine üppige Mahlzeit essen – und dann nichts mehr.

Nach ein paar Stunden wird sich Ihr Stoffwechsel verlangsamen, da keine Nahrung mehr da ist, die verarbeitet werden muss. Als Ergebnis werden Sie anfangen, sich müde zu fühlen.

Sie werden sich weniger bewegen, was wiederum dazu führt, dass Ihr Stoffwechsel sich weiter verlangsamt.

Sich erden und atmen

Die folgende Übung hilft Ihnen, wenn Sie angespannt oder gestresst sind.

 Stellen Sie sich hin und spüren Sie das Gewicht Ihrer Füße auf dem Boden. Achten Sie darauf, dass Ihre Knie locker sind – nicht durchgestreckt.

 Stellen Sie sich vor, dass Ihre Füße fest mit dem Boden verwachsen sind, wie die Wurzeln einer großen, starken Eiche.

 Lassen Sie Ihre Schultern sanft von Ihren Ohren weg nach unten sinken.

 Legen Sie nun eine Hand auf Ihren Bauch und atmen Sie weit in die Tiefen Ihres Bauches hinein. Stellen Sie sich vor, dass dieser Bereich Ihr Zentrum ist. Verweilen Sie ein paar Atemzüge lang in dieser Position.

 Diese Übung ist gut geeignet, um innerlich auf einfache Weise zur Ruhe zu kommen und etwas Tempo aus der Alltagshektik herauszunehmen, die Ihre Gedanken zu sehr vereinnahmen kann.

Ihr unbewusster Geist ist stets darum bemüht, Sie glücklich zu machen

Aber manchmal irrt er sich.

Ihr unbewusster Geist möchte zum Beispiel, dass Sie glücklich sind, und er weiß, dass Schokolade dieses Gefühl auslösen kann. Also sorgt er dafür, dass Sie starke Gelüste auf Schokolade entwickeln, wenn Sie niedergeschlagen sind. Allerdings weiß er nicht, dass dies nur eine kurzfristige Lösung ist, die letztlich dazu führt, dass Sie zunehmen. Und das macht Sie unglücklicher.

Ihr Geist muss umerzogen werden. Er muss neue Techniken kennenlernen, die Sie aufbauen.

Wenn Sie sich klarmachen, was Ihr Geist vorhat, beginnen Sie bereits, etwas zu verändern. Sich einer Situation bewusst zu sein bedeutet, sie verändern zu können.

Tun Sie nicht länger so, als wäre Ihr Körper gar nicht da

Er ist vorhanden – und es wird Zeit, dass Sie ihm etwas Beachtung schenken.

Tun Sie nicht länger so, als befände sich eine Trennlinie in Höhe Ihres Halses und als ginge Sie alles, was sich unterhalb dieser Linie befindet, nichts an.

Sie tragen keine Halskrause! Sehen Sie an sich hinab; Ihr Körper ist vorhanden.

Beachten Sie ihn!

Wenn Sie das Aussehen Ihres Körpers verändern wollen, sollten Sie ihn erst einmal wahrnehmen.

Wie geht es Ihnen?

(Ja, SIE sind gemeint.
Es geht tatsächlich um SIE)

Schwingen Sie sich auf Ihren Körper ein, stellen Sie eine Verbindung zu ihm her.

Tun Sie Ihrem Körper etwas Gutes,
       nehmen Sie ein Schaumbad,
             kaufen Sie sich eine wohltuende Hautcreme,
                 verwöhnen Sie sich.

Wenn Sie sich insgesamt aufmerksam um Ihren Körper kümmern, werden Sie auch eher darauf achten, welche Dinge Sie zu sich nehmen.

Lieben Sie Ihren Körper

»Es ist paradox, aber wenn ich mich so akzeptiere,
wie ich bin, dann kann ich mich verändern.«

Carl Rogers, amerikanischer Psychologe

Wenn Sie Ihren Körper hassen und ihm das ständig sagen, wird er beim Thema Abnehmen nicht gerne mit Ihnen zusammenarbeiten. Dieser ständige Kampf mit Ihrem Körper ist sehr ermüdend für Sie.

Lieben und akzeptieren Sie Ihren Körper dagegen, wird er beginnen, mit Ihnen zusammenzuarbeiten, und Ihnen helfen, ein neues, schlankes Selbst zu entwickeln.

Ihren Körper lieben?

Ich möchte Ihnen nun eine Yoga-Position zeigen, die das Herz- und das Nabel-Chakra miteinander verbindet. Das Nabel-Chakra fördert Zuversicht und Selbstwertschätzung, das Herz-Chakra Liebe und Güte. Wenn Sie diese wunderbaren, positiven Gefühle in sich selbst bestärken, hilft Ihnen das, Ihren Körper zu lieben und sich um ihn zu kümmern.

- Legen Sie Ihre Daumen an die Schläfen, die übrigen Finger liegen leicht an Ihrer Stirn an.

- Schließen Sie die Augen.

- Atmen Sie drei Mal tief durch, und während Sie das tun, betrachten Sie Ihren Körper einfach als ein Wunder der Natur. Denken Sie an all die wunderbaren Dinge, die er Ihnen bereits ermöglicht hat, die Orte, an die er Sie gebracht hat, die Menschen, denen Sie begegnet sind.

- Legen Sie nun Ihre rechte Hand auf Ihr Herz und Ihre linke Hand auf Ihren Bauch. Denken Sie voller Wertschätzung an Ihren Körper und schicken Sie ihm wohlwollende, liebevolle Gedanken.

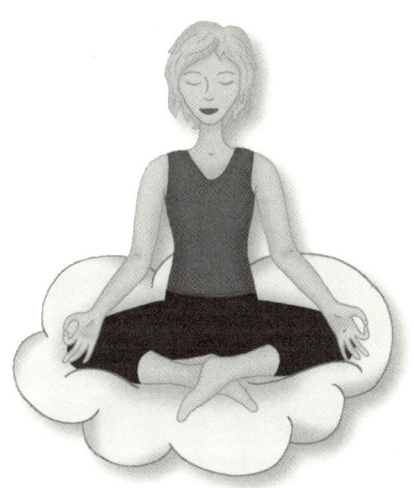

Energieschub am Morgen

Führen Sie die folgende Übung jeden Tag unter der Dusche durch, um einen Energieschub am Morgen zu erhalten.

Klopfen Sie mit den Fingerspitzen beider Hände jeweils 30 Sekunden lang sanft auf die folgenden Punkte:

- Direkt unterhalb des Schlüsselbeins

- In der Mitte der Brust

- Unterhalb der Rippen

- Klopfen Sie schließlich zart auf Ihren Kopf, als würden Regentropfen auf ihn fallen.

- Schütteln Sie Ihre Hände aus.

Das sind starke Akupressurpunkte, die Ihr Wohlbefinden steigern werden.

Eine Adaption von Donna Edens »Triple Thump« aus
›Energy Medicine for Women‹, Piatkus 2009

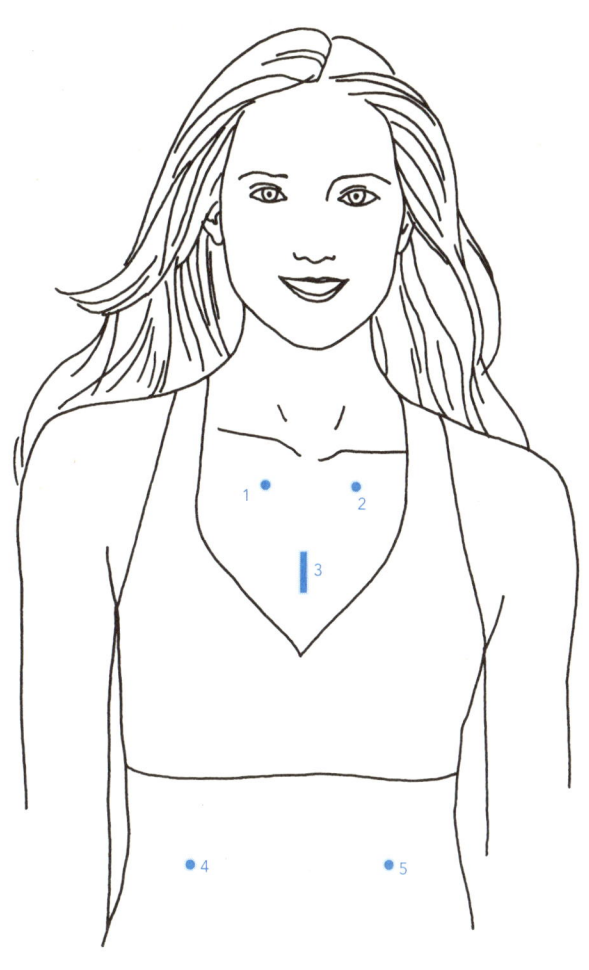

Wie möchten Sie aussehen?

Wie würden Sie Ihr Aussehen beschreiben, wenn Sie Ihr Ziel erreicht haben? Als

Durchtrainiert | Schlank | **Gesund** | Fit | **Stark** | Schön?

Wie würden Sie andere Menschen beschreiben, die Ihr Wunschgewicht bereits haben? Als

Dürr | **Zerbrechlich** | **Schwach** | **Hager** | **Mickrig?**

> **Ihr Geist wird nicht zulassen,**
> **dass Sie etwas erreichen,**
> **was Sie als negativ empfinden.**

Wenn Sie negativ über schlankere Menschen denken, sollten Sie beginnen, Ihre Einstellung zu verändern. Ihre Meinung über schlanke Menschen sollte so positiv sein, dass Ihr Geist diesen Zustand gerne erreichen möchte.

Sind Sie der attraktivste Mensch im ganzen Land?

- Was geschieht, wenn Sie in den Spiegel schauen?
- Konzentrieren Sie sich auf die Bereiche Ihres Körpers, die Sie hassen?
- Welche gemeinen Dinge denken Sie über Ihren Körper oder über einzelne Bereiche?

Wenn Sie ständig gemein zu Ihrem Körper sind, wird er nicht mit Ihnen zusammenarbeiten wollen. Er wird Ihnen nicht gerne dabei helfen abzunehmen.

Sie sollten Ihren Körper auf Ihre Seite bringen. Sehen Sie in den Spiegel und entschuldigen Sie sich bei Ihrem Körper.

Zugegeben, das wirkt vielleicht etwas albern – aber Sie sollten Ihren Körper wirklich dazu bringen, Sie zu unterstützen! Sagen Sie nun etwas Nettes zu ihm.

Schauen Sie in den Spiegel und konzentrieren Sie sich auf etwas, das Sie an sich mögen. Vielleicht Ihre schönen Haare, Ihre strahlenden Augen oder Ihre schmalen Fesseln. Beachten Sie das Gute, das es an Ihrer Figur bereits gibt.

Sie sind der attraktivste Mensch im ganzen Land.

Wenn Sie netter zu Ihrem Körper sind, werden Sie automatisch genauer darauf achten, welche Dinge Sie zu sich nehmen.

Die Macht des Spiegels wegklopfen

Diese Übung hilft Ihnen,
selbstsicherer in und mit Ihrem
äußeren Erscheinungsbild zu sein.

Gehen Sie die Punkte in der Klopfanleitung (s. S. 174 / 175) nacheinander durch und machen Sie bei jeder Aussage einen kompletten Durchgang, bei dem Sie auf Gesicht und Hände klopfen. Wiederholen Sie jede Aussage laut, während Sie klopfen.

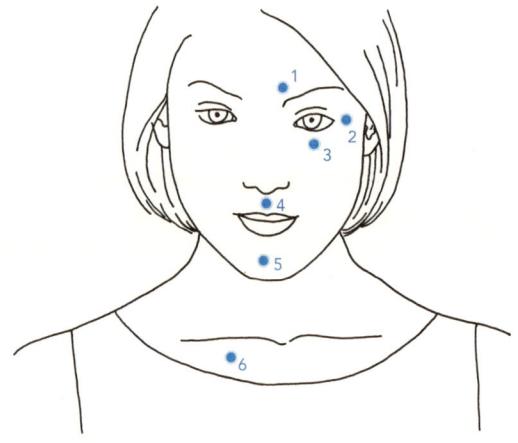

Ich akzeptiere mich und mein Aussehen.

Ich kann es zulassen, nette Dinge über mein Aussehen zu sagen.

Ich kann in den Spiegel schauen und mich auf die Dinge konzentrieren, die ich an mir mag.

Ich kann Komplimente annehmen.

Ich kann mich dafür entscheiden, mich nicht länger selbst runterzuziehen.

Ich kann mich selbst aufbauen.

Wie sehe ich aus?

Stellen Sie sich vor, Sie sehen sich in voller Länge in einem großen Spiegel.

Nun hören Sie die negativen Kommentare Ihrer inneren Stimme:

- Sprechen Sie die Kommentare laut aus.

- Sprechen Sie sie mit einer komischen Stimme.

- Geben Sie schlagfertige Antworten auf die Kommentare.

Beispiel:

>>Ich habe dicke Beine. Ich sehe schrecklich aus, wenn ich Hosen trage.<<

Wird zu:

>>Ich sehe toll aus, wenn ich Hosen trage. Meine Beine werden jeden Tag schlanker.<<

Fangen Sie an, mehr auf diese innere Stimme zu achten. Sie kratzt an Ihrem Selbstwertgefühl. Wenn Sie lernen, sie zu bemerken, nehmen Sie ihr die Kraft, die sie über Sie hat.

Gehen Sie Ihrem Spiegelbild
nicht länger aus dem Weg.

Machen Sie sich den Spiegel
zum Freund, nicht zum Feind.

Wer schätzt Sie?

Diese Übung hilft Ihnen, sich selbst wohlwollend zu begegnen.

 Denken Sie an jemanden in Ihrem Leben, der Sie genau so schätzt, wie Sie sind.

 Schließen Sie einfach für ein bis zwei Minuten Ihre Augen und stellen Sie sich vor, dass dieser Mensch lächelnd vor Ihnen steht und Ihnen sagt, wie wunderbar Sie sind.

 Gestatten Sie sich selbst, diese Gedanken anzunehmen – spüren Sie deren Wärme und bewahren Sie sich dieses positive, warme Gefühl den ganzen Tag lang.

Fühlen Sie die Liebe und Wertschätzung für die Person, die Sie sind.

TAT – Lassen Sie Probleme von Ihrem Geist lösen

Setzen Sie sich bequem hin. Legen Sie eine Hand oberhalb des Nackens an Ihren Hinterkopf. Den Daumen und den Ringfinger Ihrer anderen Hand legen Sie sanft auf Ihre Tränendrüsen und den Mittelfinger auf die Mitte der Stirn. Die anderen beiden Finger lassen Sie sanft auf dem Gesicht aufliegen.

Lesen Sie sich eine Aussage vor, schließen Sie die Augen und denken Sie ein paar Minuten über die Aussage nach, während Sie in dieser Position bleiben. Führen Sie diesen Ablauf dann mit dem nächsten Satz durch.

- Ich habe zugenommen.
- Möglicherweise gab es einen Grund für diese Gewichtszunahme.
- Was immer auch passiert sein mag, es ist vorbei, jetzt können meine Verletzungen ausheilen.
- Ich kann es loslassen.
- Ich brauche das überschüssige Gewicht nicht mehr.
- Ich kann das Übergewicht loslassen, es ist in Ordnung, es jetzt loszulassen.

Diese Übung wurde von der amerikanischen Akupunkteurin Elisabeth Tapas Fleming im Rahmen ihrer Tapas-Akupressur-Technik (TAT) entwickelt. Es hat sich gezeigt, dass eine regelmäßige Wiederholung der Technik beim Abnehmen hilft.

Das Gehirn in Ihrem Bauch

 Jeder von uns hat ein »Bauchhirn«, das enterische Nervensystem rund um die Verdauungsorgane; daher können Sie dort Gefühle spüren.

 Sie können also negative Emotionen in Ihrer Magengrube wahrnehmen.

 Mithilfe des Essens können Sie negative Emotionen nach unten verdrängen und ausblenden.

Aber manchmal ist es ganz in Ordnung, sich mit diesen negativen Emotionen zu konfrontieren und auseinanderzusetzen.

 Wenn Sie sich damit auseinandersetzen, können Sie beginnen, sie loszulassen.

 So können Sie sich von den negativen Gefühlen befreien, die Sie dazu bringen, mehr zu essen, als Sie brauchten.

Vielleicht benötigen Sie einen positiven emotionalen Schub.

 Wenn Sie gut zu sich selbst sein wollen, sollten Sie auf sich achten.

 Indem Sie sich bewusst machen, dass Sie wichtig sind.

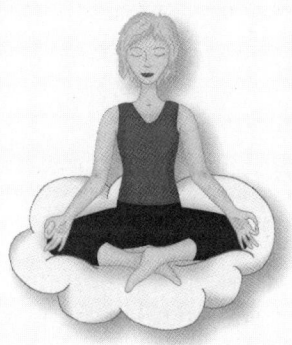

Wenn Sie die Situation kontrollieren möchten, müssen Sie Verantwortung für sich selbst übernehmen

- Ihre Mutter ist nicht schuld daran, dass Sie übergewichtig sind.
- Ihr Partner ist nicht schuld daran, dass Sie übergewichtig sind.
- Ihr Job ist nicht schuld daran, dass Sie übergewichtig sind
- Ihre Kinder sind nicht schuld daran, dass Sie übergewichtig sind.

Es ist Ihre eigene Schuld.

Das heißt, **es liegt in Ihrer Macht**, etwas daran zu ändern.

Denn wenn es nicht Ihre Schuld wäre, dann wären Sie machtlos, und das wollen Sie nicht sein. Wenn Sie Verantwortung für sich selbst, für Ihren Körper und Ihre Emotionen übernehmen, haben Sie die Macht über Ihr eigenes Leben und können es kontrollieren.

Um die Kontrolle über
Ihr Leben, Ihren Körper,
Ihr Gewicht zu haben,

müssen Sie Verantwortung
für sich selbst übernehmen.

Nur dann können Sie etwas
verändern.

Wer die Verantwortung
übernimmt,
hat die Kontrolle.

Kontrolle

Wollen Sie die Kontrolle über Ihr Leben an
andere abgeben?

Im Extremfall kann das zu Depressionen und
Krankheiten führen.

Wenn Sie die Kontrolle übernehmen,
geben Sie anderen nicht länger die Schuld an all den
Dingen, die Ihnen widerfahren sind.

Wenn Sie die Kontrolle übernehmen,
haben Sie die Kraft, sich zu verändern.

Das kann beängstigend, aufbauend,
fantastisch und wunderbar sein.

Beginnen Sie damit, die Kontrolle zu übernehmen

Wenn Sie eine Entscheidung treffen, fühlen Sie sich kraftvoll. Beginnen Sie damit, täglich Entscheidungen zu treffen. Zuerst bei kleinen Dingen, dann auch bei größeren.

Sagen Sie *Nein* zu den Dingen, die Sie nicht tun wollen, und öfter *Ja* zu den Dingen, die Sie tun möchten.

Innere Ruhe atmen

Diese Übung bringt Ihren Geist zur Ruhe und hilft Ihnen, in der Hektik des Alltags eine innere Balance zu finden.

Sie schenkt Ihnen Entspannung, reduziert Stress und versetzt Sie in die Lage, ohne Trostnahrung auszukommen und sich stattdessen gesund zu ernähren.

- Stellen oder setzen Sie sich hin. Atmen Sie langsam durch die Nase ein und durch den Mund aus und machen Sie dabei ein lautes »Atemgeräusch«. Wiederholen Sie die Atmung ein paar Mal.

- Während Sie ausatmen, spüren Sie, wie Sie Stress und Sorgen loslassen, und während Sie einatmen, stellen Sie sich vor, ein wunderbares, beruhigendes Gefühl einzuatmen.

Stress verursacht Veränderungen in den chemischen Abläufen Ihres Gehirns

- Selbst wenn Ihr Leben sehr stressig ist, können Sie trotzdem das Gefühl haben, dass Sie Ihre Ernährung in der Hand haben.
- Denn auch wenn alles andere im Leben chaotisch ist, so haben Sie eine Sache trotzdem unter Kontrolle: Sie bestimmen nämlich, was Sie Ihrem Körper zuführen.
- Daher kann es vorkommen, dass Sie Ihr Essen als Trostmittel einsetzen.
- Sie sollten sich bewusst machen, dass Sie Alternativen haben, und Ihrem Geist und Körper bessere Methoden vermitteln, um Stress abzubauen.

Stress für das Gehirn

Beim Abnehmen ist es wichtig, Techniken zu kennen, die unser Stressniveau reduzieren.

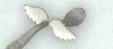 Stress erhöht den Cortisolgehalt im Gehirn.

 Das kann ein starkes Verlangen nach Trostfutter auslösen.

 Trostfutter scheint den Stress für kurze Zeit abzufangen.

 Dann fällt Ihr Blutzuckerspiegel aufgrund einer Überproduktion von Insulin steil ab.

 Sie fühlen sich müde, gereizt und haben ein starkes Verlangen nach weiterem Trostfutter.

 Sie nehmen zu.

Tipp: Durch das Praktizieren von Achtsamkeit können Sie Ihr Stressniveau erheblich reduzieren.

3

Lernen Sie, Ihre Ernährungsmuster zu verstehen

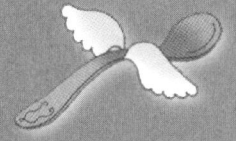

Ihre Ernährungsmuster

In Ihrem Leben gibt es eine ganze Reihe von verschiedenen Regeln und Gewohnheiten, an die Sie sich halten. Morgens putzen Sie sich die Zähne. Donnerstags rufen Sie Ihre Mutter an. Einmal im Monat gehen Sie mit ein paar Freundinnen aus.

Sie haben auch Ernährungsregeln, -muster und -gewohnheiten, die fest in Ihrem Gehirn verankert sind und die Sie mittlerweile automatisch vollziehen.

Es ist sehr wichtig, sich über Ihre eigenen Ernährungsmuster klar zu werden, wenn Sie Ihr Aussehen verändern möchten, denn diese Gewohnheiten können Sie genau in dem Zustand festhalten, in dem Sie gerade sind.

Wie sehen Ihre Essgewohnheiten aus?

- Ich esse morgens immer Müsli und Toastbrot.
- Ich hole mir freitagabends immer etwas beim Schnellimbiss.
- Ich esse immer einen Keks zum Tee.
- Ich hole mir immer ein paar Süßigkeiten, wenn ich mir einen Film ansehe.
- Ich esse meinen Teller immer leer.

Werden Sie von Ihren Essgewohnheiten beherrscht? Sind diese für Ihr Gewicht verantwortlich?

Aufgrund solcher Gewohnheiten behalten Sie Ihr Gewicht.

Brechen Sie mit Ihren Gewohnheiten

Stellen Sie eine Liste mit Ihren Essgewohnheiten zusammen und schreiben Sie ein paar Alternativen auf, mit denen Sie zufriedener wären.

Ich esse immer einen Keks zum Tee.

Ich entscheide mich dafür,

ein Stück Obst zu meiner Tasse Tee zu essen.

Machen Sie sich Ihre alten Ernährungsgewohnheiten bewusst und beginnen Sie, neue Ernährungsgewohnheiten zu verankern.

Am Anfang fällt es Ihnen vielleicht noch schwer, etwas zu verändern, aber mit jedem Mal wird es leichter werden.

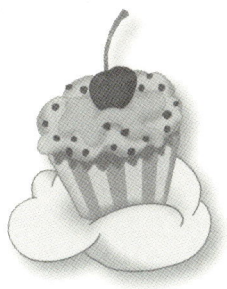

Mithilfe der Klopftechnik Veränderungen herbeiführen und bessere Essgewohnheiten entwickeln

Gehen Sie die Punkte in der Klopfanleitung (s. S. 174 / 175) nacheinander durch und machen Sie bei jeder Aussage einen kompletten Durchgang. Wiederholen Sie jede Aussage laut, während Sie klopfen.

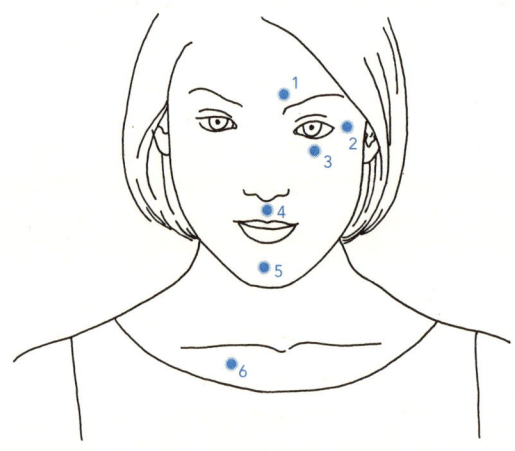

Obwohl ich nicht glaube, dass ich meine Essgewohnheiten verändern kann, geht es mir gut.

Obwohl es mir schwerfällt, mich zu verändern, akzeptiere ich mich.

(Reiben Sie den Empfindlichen Punkt, vgl. S.174/175) Ich habe diese Dinge immer schon so gemacht und ich werde sie auch weiterhin tun.

(Wieder zu den anderen Punkte der Klopfanleitung zurückkehren) Obwohl ich mir nicht vorstellen kann, etwas zu verändern, geht es mir gut.

Obwohl mir diese Übung nicht hilft, meine Ernährungsmuster zu verändern, akzeptiere ich mich.

Obwohl ich mich von dem überschüssigen Gewicht trennen möchte, das mich daran hindert, das Leben zu führen, das ich mir wünsche, akzeptiere ich mich.

Hüten Sie sich vor dem Club der leeren Teller

Kein Leben wurde jemals dadurch gerettet, dass jemand seinen Teller leer gegessen hat.

Wenn Sie keinen Hunger mehr haben,

HÖREN SIE AUF ZU ESSEN

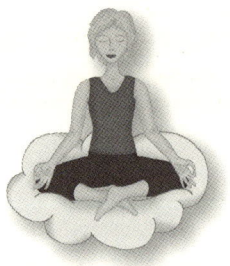

Ein Moment der Ruhe

Manchmal hat man einfach nicht genug Zeit für sich selbst. Diese Zwei-Minuten-Übung verleiht Geist und Körper einen positiven Schub und lässt Sie zur Ruhe kommen, so dass Sie Ihr Leben aus einer anderen Perspektive betrachten können.

 Legen Sie Ihre rechte Hand auf Ihr Herz.

 Legen Sie Ihre linke Hand auf Ihren Bauch, knapp unterhalb des Nabels.

 Schließen Sie die Augen und atmen Sie tief durch die Nase ein und aus.

 Lassen Sie Ihre Schultern sanft sinken.

 Machen Sie sich selbst ein Kompliment.
»Ich bin ein guter Freund.« – »Ich bin eine liebevolle Mutter.«
»Ich arbeite hart.« – »Ich bin ein ehrlicher Mensch.«

 Öffnen Sie nach ein paar Minuten Ihre Augen und widmen Sie sich wieder Ihrem Tag.

Den Heißhunger auflösen

Haben Sie starke Gelüste auf bestimmte Dinge?

Probieren Sie diese Übung aus,
um das Verlangen zu mindern.

- Legen Sie Ihre rechte Hand auf Ihre Brustmitte.
- Reiben Sie mit der linken Hand den Punkt zwischen Ringfinger und kleinem Finger, den Gamutpunkt (s. a. Abb. S. 175), auf der rechten Hand.
- Konzentrieren Sie sich beim Reiben auf die Dinge, nach denen es Sie so stark gelüstet.

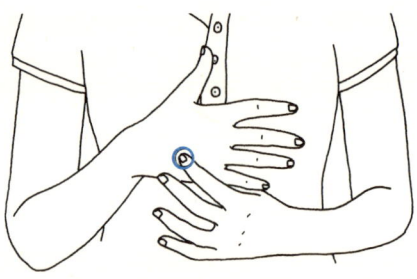

Diese Akupressurpunkte zu stimulieren hilft, den Geist zu beruhigen und die Gelüste zu reduzieren.

Haben Sie ständig Heißhungerattacken?

Ignorieren Sie Ihren Hunger in der Regel? Lassen Sie Mahlzeiten ausfallen?

In diesen Fällen entwickelt Ihr Körper einen Heißhunger auf Dinge, die ihm einen schnellen Zuckerschub verleihen.

Wenn Sie Zucker und Kohlenhydrate essen, steigt Ihr Blutzuckerspiegel nur vorübergehend an und fällt dann rapide ab, so dass Sie sich müde, deprimiert und gereizt fühlen und erneut ein starkes Verlangen danach haben, etwas zu essen.

Die Folge ist, dass Sie mehr essen und zunehmen.

Sie haben die Wahl

Verändern Sie Ihre Gewohnheiten

Durchbrechen Sie den Kreislauf

Machen Sie einen neuen Plan

Die Anhaftung an das Verlangen auflösen

Diese Klopfübung hilft Ihnen, Emotionen und Essen zu trennen, und durchbricht die Verbindungen zu den Lebensmitteln, nach denen es Sie gelüstet. Diese Verbindungen geben Ihnen das Gefühl, dass es Ihnen durch den Genuss dieses Lebensmittels besser geht, obwohl tatsächlich das Gegenteil der Fall ist.

Gehen Sie die Punkte in der Klopfanleitung nacheinander durch und machen Sie bei jeder Aussage einen kompletten Durchgang. Wiederholen Sie jede Aussage laut, während Sie klopfen.

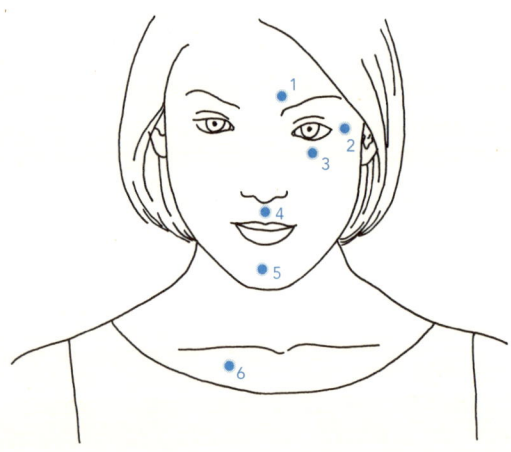

Obwohl ich starke Essensgelüste habe, geht es mir gut.

Obwohl ich wirklich gerne _____ essen würde, geht es mir gut.

Obwohl ich nicht auf dieses Lebensmittel verzichten möchte, akzeptiere ich mich.

Obwohl ich nicht das Gefühl habe, dass ich dieses Verlangen überwinden kann, geht es mir gut.

Dieses Lebensmittel hilft mir irgendwie.

Mir geht es dadurch besser.

Obwohl ich diese Gelüste nicht kontrollieren kann, geht es mir gut.

Obwohl ich nicht weiß, wie ich ohne dieses Lebensmittel klarkommen werde, akzeptiere ich mich.

Beenden Sie die Übung, indem Sie mit beiden Händen auf Ihren Kopf klopfen, als wären Ihre Fingerspitzen Regentropfen.

Schnelle Klopftechnik gegen Essgelüste

Diese Technik hilft Ihnen, emotional rasch umzuschalten, wenn Sie zum Beispiel in der Küche stehen und entscheiden müssen, ob Sie Ihren Gelüsten nachgeben oder nicht.

Klopfen Sie mit den Fingerspitzen Ihrer rechten Hand zunächst auf die linke Schläfe, bewegen Sie sich dann weiterklopfend hinter dem Ohr und am Hals entlang, bis zur Schulter. Führen Sie die Klopftechnik danach auf der anderen Körperseite durch. (Falls Sie Linkshänder sind, sollten Sie den Ablauf in umgekehrter Reihenfolge durchmachen.)

Linke Seite:
Sprechen Sie den folgenden Satz laut aus, während Sie sich beklopfen. Wiederholen Sie den Ablauf fünf Mal:

Eigentlich schmeckt mir _____ gar nicht mehr.

Rechte Seite:
Sprechen Sie den folgenden Satz laut aus, während Sie sich beklopfen. Wiederholen Sie den Ablauf fünf Mal:

Ich freue mich, das Verlangen nach _____ überwunden zu haben. Ich freue mich, dass ich von _____ losgekommen bin.

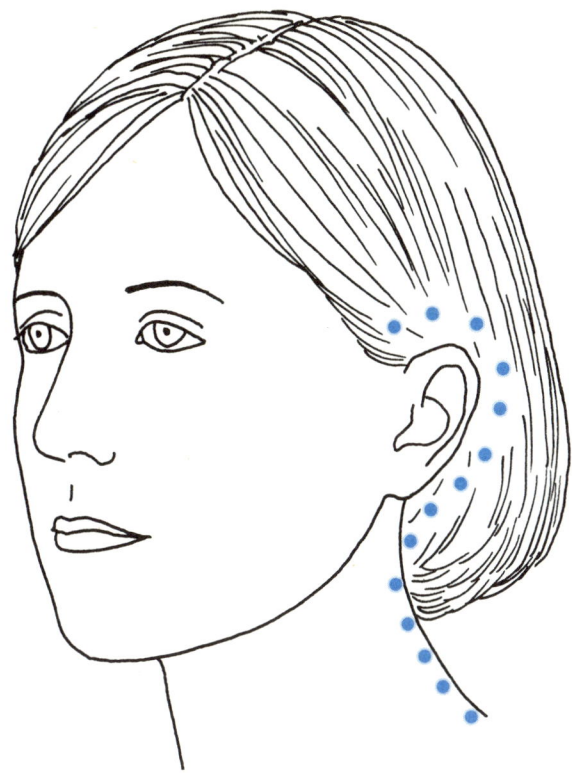

Entwickelt von George Goodheart, dem Gründer der angewandten Kinesiologie, und Donna Eden, der Autorin von ›Energy Medicine for Women‹

Wann essen Sie zu viel?

Stellen Sie eine Liste der Zeiten, Situationen oder Orte zusammen, in bzw. an denen Sie regelmäßig zu viel essen.

Machen Sie nun einen neuen Plan – schreiben Sie für jede Situation auf, was Sie stattdessen tun könnten, etwas, womit Sie sich selbst wohler fühlen würden.

> **Es ist leichter, einen Plan zu machen,
> wenn Sie sich gerade nicht in der
> jeweiligen Situation befinden.**

Wenn es nun das nächste Mal zu dieser Situation kommt, können Sie etwas tun, das Ihnen ein gutes Gefühl verleiht. Sie haben eine Alternative, für die Sie sich entscheiden können.

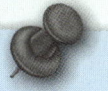

Haben Sie große Lust auf Trostfutter?

Wenn Sie deprimiert sind und große Lust auf Trostfutter haben, versuchen Sie

 den Hautbereich direkt unterhalb des Fingernagels des linken kleinen Fingers zu massieren.

 Massieren Sie sanft von der Seite des Nagels, die sich neben dem Ringfinger befindet, zu der Außenseite.

Hier befindet sich ein wirksamer Akupressurpunkt, der Ihnen helfen kann, Ihre Niedergeschlagenheit zu überwinden.

Das Verlangen nach Trostfutter wegklopfen

Gehen Sie die Punkte in der Klopfanleitung nacheinander durch und machen Sie bei jeder Aussage einen kompletten Durchgang. Wiederholen Sie jede Aussage laut, während Sie klopfen.

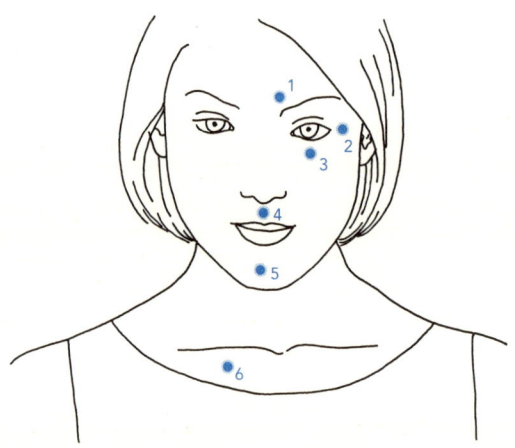

Obwohl ich Trostfutter esse, akzeptiere ich mich.

Obwohl ich es schon so lange tue, bin ich in Ordnung.

Obwohl ich befürchte, dass ich das Trostfutter nicht aufgeben kann, bin ich in Ordnung.

Ich kann mir ein Leben ohne Trostfutter nicht vorstellen.

Ich kann mir keine Alternative zum Trostfutter vorstellen.

Es könnte sich gut anfühlen, mich vom Trostfutter zu verabschieden.

Ich kann es zulassen, mich vom Trostfutter zu verabschieden; das Verlangen danach war eine alte Gewohnheit, die ich nicht mehr benötige.

4

Bekommen Sie Ihre Essgelüste in den Griff

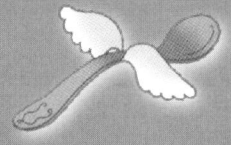

Wenn wir klein sind und hinfallen, bekommen wir von Mama einen Keks. Wenn wir unsere Oma besuchen, gibt es immer einen besonderen Kuchen für uns. Wenn wir einen stressigen Tag hatten, scheint uns Schokolade zu helfen.

Wir alle tun es, wir alle benutzen Essen, um uns besser zu fühlen.

Oder zumindest denken wir, dass es diese Wirkung hat. Aber es kommt der Punkt, an dem diese Art zu essen nicht länger dazu beiträgt, dass wir uns besser fühlen, sondern an dem es so scheint, als gäbe es gar keine andere Möglichkeit und überhaupt keinen Weg, daran etwas zu ändern.

Die Techniken in diesem Kapitel habe ich angewendet, um vielen Menschen zu helfen, sich nach langer Zeit endgültig von emotionalem Essen zu lösen, und ihnen zu ermöglichen, sich glücklicher, freier und schlanker zu fühlen.

»Es gibt nicht genügend Kekse auf der Welt, um uns allen das Gefühl zu geben, dass wir geliebt werden und alles in Ordnung ist.«

Michael Neill, Coach

Essgelüste = Emotionaler Hunger

Den emotionalen Hunger abschalten

Mit dieser Übung können Sie den emotionalen Hunger abschütteln. Sie aktiviert die Energie in Ihrem Bauch und hilft Ihnen, zwischen physischem und emotionalem Hunger zu unterscheiden.

- Stellen Sie sich bequem hin, die Arme an der Seite.

- Langsam heben Sie die Arme. Wenn sie über Ihrem Kopf sind, strecken Sie sie nach hinten, so weit es für Sie angenehm ist. Fühlen Sie die Dehnung in Ihrem Bauch, bevor Sie wieder in eine neutrale, gerade Position zurückkehren.

- Lockern Sie langsam Ihre Arme. Wiederholen Sie die Übung drei Mal.

Seien Sie vorsichtig mit dieser Übung, wenn Sie Rückenprobleme haben.

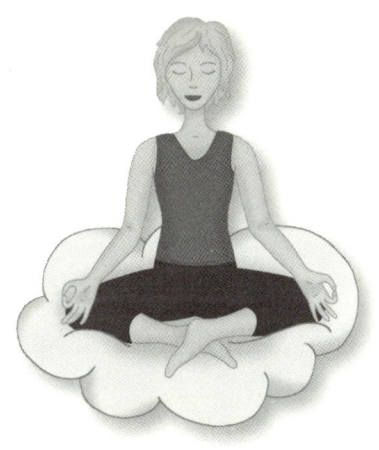

Emotionales Essverhalten wegklopfen

Klopfen Sie zunächst sanft mit Ihren Fingerspitzen auf Ihre Schläfe und bewegen Sie sich dann weiterklopfend hinter Ihrem Ohr und am Hals entlang bis zu Ihrer Schulter.

Führen Sie die Klopftechnik auf der linken Seite durch und sagen Sie dabei:

Ich lasse mich durch negative Emotionen nicht mehr dazu verleiten, zu viel zu essen.

Wiederholen Sie diesen Ablauf fünf Mal.

Führen Sie die Klopftechnik dann auf der rechten Seite durch und sagen Sie dabei:

Ich esse, um gesund und vital zu sein.

Wiederholen Sie diesen Ablauf fünf Mal.

(Falls Sie Linkshänder sind, sollten Sie die Übung in umgekehrter Reihenfolge durchführen.)

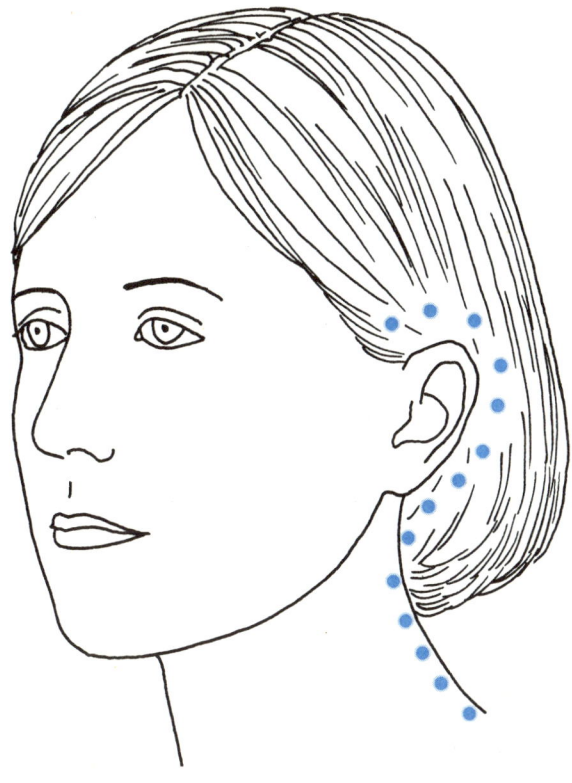

Entwickelt von George Goodheart, dem Gründer der angewandten Kinesiologie, und Donna Eden, der Autorin von ›Energy Medicine for Women‹

Erweitern Sie Ihre Perspektive

Stellen Sie sich vor, Sie betrachten eine besonders verlockende, extrem dick machende Speise.

Sie wollen sie essen, Sie haben sie sich verdient, Sie brauchen sie, Sie hatten eine anstrengende Woche. Es ist sehr leicht, sich davon zu überzeugen.
Doch Sie denken nur an die nächsten 30 Sekunden Ihres Lebens.

Jetzt stellen Sie sich vor,
dass sich Ihre Perspektive verändert.

Wenn Sie das Essen nun ansehen, sind Sie sich nicht nur der nächsten 30 Sekunden bewusst – Sie vergegenwärtigen sich auch die nächsten 30 Minuten, die nächsten 30 Tage.

Was wollen Sie tun?
Was wollen Sie anziehen?

Denken Sie daran, wie sehr Sie dieses Essen davon abhält, Ihr Ziel zu erreichen.

Plötzlich ist das Essen weniger verlockend, es wirkt sogar ab-
stoßend. Sie erkennen, worum es sich wirklich handelt: es ist
ein kurzfristiges Vergnügen, aber eine langfristige Sabotage,
die zu einem schlechten Gewissen und zu dem Gefühl, versagt zu haben, führt.

Wie anders sieht das Essen aus, wenn Sie sich die tatsäch-
lichen Konsequenzen vor Augen führen?

Ich kann mich entscheiden,
es nicht zu essen.
Das wird mich aufbauen und
ich werde rundum zufrieden sein.

Ich habe die Wahl.

Das Diät-Drahtseil

Während Sie neue Techniken erlernen, die Ihnen beim Abnehmen helfen und Veränderungen in Ihrem Leben herbeiführen, mit denen sich Ihr Gewicht dauerhaft reduzieren lässt, verabschieden Sie sich von dem stressigen Diät-Drahtseil, auf dem Sie bisher entlangbalanciert sind.

Nun beschreiten Sie einen neuen Weg, einen, auf dem Sie ein paar Fehler machen dürfen.

Wenn Sie jetzt einen Fehler machen – und das werden Sie, denn Sie sind auch nur ein Mensch –, werden Sie nicht mehr von dem Diät-Drahtseil herunterfallen; Sie bewegen sich lediglich von einer Seite Ihres Pfades zur anderen, bevor Sie sich wieder neu ausrichten und geradeaus weitergehen.

Was heißt das?

Wenn Sie jetzt Schokolade essen, dann naschen Sie ein bisschen davon. Sie haben nicht das Gefühl, völlig zu versagen, nur um dann die ganze Tafel aufzuessen. Jetzt verzeihen Sie sich und legen den Rest der Tafel weg.

An manchen Tagen
werden Sie scheitern.

Rechnen Sie damit.
Sie sind nur ein Mensch.
Es ist in Ordnung.

Verzeihen Sie sich.

Sofortiger Energieschub gegen Essgelüste

Machen Sie diese Übung, wenn Sie
Ihrem Heißhunger auf eine bestimmte
Leckerei kaum widerstehen können.

- Stellen Sie sich hin.
- Strecken Sie Ihre Arme nach vorne, ziehen Sie sie
  dann abgewinkelt leicht zum Körper und machen Sie
  zwei Fäuste.
- Denken Sie an ein Essgelüst, das Sie überwinden
  möchten.
- Atmen Sie nun tief ein und schwingen Sie Ihre Arme
  nach oben, hinter sich und über Ihren Kopf.
- Atmen Sie nun mit einer lauten Ausatmung aus und
  lassen Sie die Arme rasch wieder nach vorne schwingen – öffnen Sie dabei die Hände, die Handflächen
  nach oben.

Wiederholen Sie diesen Ablauf drei Mal.

*Sie werden sich glücklicher,
leichter und freier fühlen.*

Diese Übung wurde von der Heilerin und Autorin Donna Eden entwickelt.

5

Helfen Sie Ihrer Leber beim Entgiften

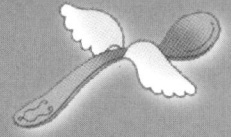

Ihre persönliche Waschmaschine

 Ihre Leber ist die Waschmaschine Ihres Körpers.

 Sie hat die Aufgabe, den Körper zu entgiften.

 Die Leber muss beim Abbau von Toxinen Prioritäten setzen.

 Befindet sich Alkohol im Körper, muss sie diesen zuerst loswerden.

 Wenn Ihre Leber damit beschäftigt ist, Alkohol aus dem Körper zu beseitigen, kann sie kein überschüssiges Fett abbauen, das Sie so gerne loswerden würden.

Die Folge ist: Sie nehmen nicht ab.

Es ist doch nur ein Getränk

Wenn Alkohol in Ihren Körper gelangt, bleibt etwas davon in Form von Fett in der Leber hängen.

Ein Teil des Alkohols wird in Acetate umgewandelt und als Treibstoff im Blutkreislauf verwendet.

Wenn Ihr Körper Alkohol als Treibstoff nutzt, verbrennt er keine überschüssigen Fettdepots.

Das Ergebnis: Sie nehmen nicht ab.

Alkohol baut Muskeln ab

(und hält Sie von den Sachen fern,
die Sie gerne anziehen würden)

Alkohol lässt den Cortisolspiegel – das Stresshormon – im Körper ansteigen. Ein hoher Cortisolspiegel kann zu Schlafproblemen und Muskelabbau führen.

Schlafmangel führt wiederum zu hormonellen Ungleichgewichten, so dass Ihr Appetit und Ihr Verlangen nach Trostfutter steigen können.

Alkohol kann zu Muskelabbau führen und Sie dazu verleiten, mehr zu essen.
(Sie verschwenden daher im Fitnesscenter Ihre Energie, wenn Sie am Abend vorher etwas getrunken haben.)

Ein dicker Bauch kann auf eine Fettleber hindeuten

Überschüssiges Körperfett tritt häufig in Verbindung mit einer überlasteten Leber auf.

Dinge, die der Leber zusetzen:

- Alkohol
- Zucker
- Koffein
- Industriell hergestellte Lebensmittel
- Raffinierte Kohlenhydrate
- Fetthaltige Lebensmittel

Na los, geben Sie sich einen Ruck,

gönnen Sie Ihrer Leber eine Verschnaufpause.

Alkohol reduziert die Fettmenge, die Ihr Körper zur Energiegewinnung verbrennt.

Außerdem verleitet er Sie zum Naschen.

Trinken Sie weniger Alkohol und Sie werden mehr Fett verbrennen.

Worum handelt es sich bei einem Glas Wein?

Um nichts anderes als um Nudeln in einem Glas!!!

(Wollen Sie den Chardonnay jetzt wirklich trinken?)

Erhöhte Vorsicht vor Aspartam

Aspartam kann Ihren Serotoninspiegel absinken lassen, was zu Niedergeschlagenheit oder Depressionen führen kann.

Aspartam kann Ihre Leber schädigen.

Viele Diätprodukte enthalten Aspartam. Der Süßstoff kann Ihren Serotoninspiegel absinken lassen und dazu führen, dass Sie sich niedergeschlagen fühlen. Das löst bei Ihnen möglicherweise ein emotionales Hungergefühl und ein starkes Verlangen nach Trostnahrung aus. Das Fazit ist: Der Verzehr von sogenannten »Diätprodukten« kann zur Gewichtszunahme führen.

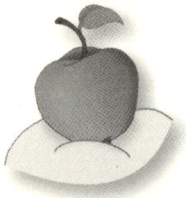

Die Leber unterstützen

Mithilfe dieses wirksamen Akupressurpunkts können Sie Ihre Leber unterstützen.

 Fassen Sie Ihre rechte Hand mit Ihrer linken Hand.

 Massieren Sie mit dem linken Daumen die Handfläche der rechten Hand. Führen Sie mit sanftem Druck kleine kreisende Bewegungen auf der Handfläche aus. Fahren Sie ein paar Minuten lang damit fort. Wiederholen Sie die Handmassage zwei Mal täglich.

Aktivieren Sie die Leberenergie

Legen Sie Ihren Zeigefinger auf die Hautstelle zwischen dem großen Zeh und dem Zeigezeh. Üben Sie einen sanften Druck auf die Haut aus und fahren Sie mit dem Finger nach oben in Richtung des Fußgelenks. Nach circa zwei Zentimetern spüren Sie eine kleine Vertiefung. Halten Sie diesen Punkt eine Minute lang sanft gedrückt, um die Leber anzuregen.

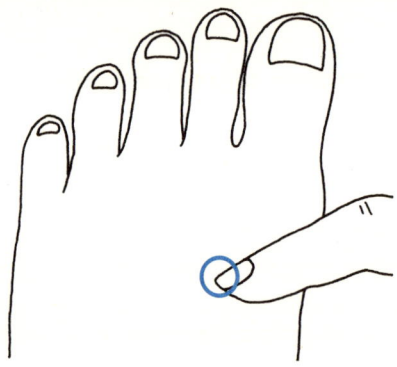

Dies ist ein wirksamer Akupressurpunkt.

Essen Sie möglichst unverarbeitete
Lebensmittel.

Einen Apfel …

statt Apfelkuchen!

Das ist weniger belastend für Ihre
Leber und schenkt Ihnen mehr
Energie.

Wenn Sie sich gesünder
ernähren und mehr Sport
treiben, entgiftet der Körper.

Sie werden feststellen,
dass Sie mehr Energie haben.

Sie werden jünger und
gesünder aussehen.

Sie werden positiver
gestimmt sein.

Rasche Entgiftungsübung

Es gibt einen Punkt in der Vertiefung unterhalb des Schlüsselbeins, direkt neben der Schulter, der bei einer Massage etwas empfindlich reagieren kann.

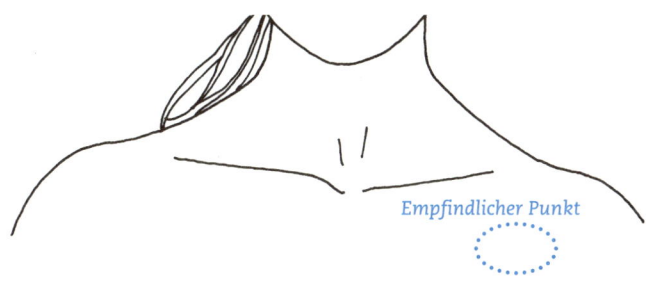

Empfindlicher Punkt

Massieren Sie diesen Punkt auf beiden Körperseiten eine Minute lang mit kreisenden Bewegungen. Das fördert den Abbau von abgelagerten Giftstoffen.

Die Entgiftung Ihres Körpers verleiht Ihnen zusätzliche Energie.

6

Nutzen Sie die Kraft
Ihres Geistes

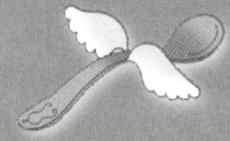

Selbsthypnose

**Die Selbsthypnose müssen Sie nicht erlernen.
Sie sind bereits ein Experte darin.**

Ihr Geist nutzt automatische Trancezustände beziehungsweise Selbsthypnose, um Sie dazu zu bringen, bestimmte Verhaltensweisen zu wiederholen.

Zu einer automatischen Trance kommt es,

- weil Ihr bewusster Geist zwischendurch mal abschalten soll.

- damit Sie sich in manchen Bereichen besser um sich selbst kümmern.

Ihr bewusster Geist schaltet zwischendurch ab. Das geschieht zum Beispiel hin und wieder, wenn Sie auf der Autobahn fahren. So kann es manchmal vorkommen, dass Sie blinzeln und sich fragen, an welcher Ausfahrt Sie eigentlich gerade vorbeigefahren sind.

Morgens putzen Sie sich automatisch die Zähne und das hält Sie gesund.

Ihre automatischen Trancezustände können aber auch Probleme verursachen und zur Wiederholung von unerwünschten Verhaltensweisen führen.

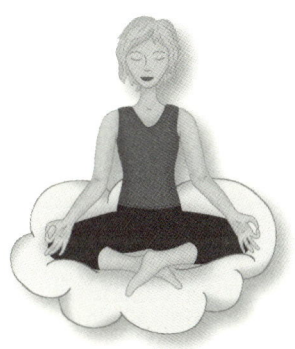

Ihre automatischen Essenstrancen

Haben Sie je verwundert eine leere Lebensmittelverpackung betrachtet, deren Inhalt Sie, ohne etwas zu schmecken, quasi unbewusst, vertilgt haben?

Sie befanden sich in einem Trancezustand.

Ihr Geist befindet sich manchmal in Trancezuständen, die Sie dazu bringen, bestimmte Verhaltensweisen zu wiederholen.

Wie etwa, sich die Zähne zu putzen, Auto zu fahren oder den Kühlschrank leer zu essen, wenn Sie gestresst sind.

Nachdem Sie den Kühlschrank leer gegessen haben, »erwachen« Sie aus der Trance und werden sich bewusst darüber, was Sie getan haben. Das Gleiche passiert auch Rauchern und es ist ein ebenso großes Problem für Menschen, die unter Essanfällen leiden.

Überwinden Sie Ihren Trancezustand

Sie müssen sich aus diesem Trancezustand lösen, um die Kontrolle zurückzugewinnen.

Tun Sie etwas, womit Ihr Geist nicht rechnet.

Wecken Sie Ihren Geist auf!

Kurz bevor Ihr unbewusster Geist das Kommando übernimmt, gibt es einen Moment, in dem Sie sich aus der Trance lösen können. Es ist der Moment unmittelbar bevor Sie sich mit Essen vollstopfen, das Sie nicht brauchen.

Versuchen Sie die folgenden Dinge:

- Machen Sie aus der Hocke springend einen Hampelmann.
- Stampfen Sie mit den Füßen.
- Klatschen Sie in die Hände.
- Schreien Sie sich selbst an.

Beim ersten Mal wird es Ihnen noch schwerfallen, sich aus der Trance zu lösen, aber jedes Mal, wenn es Ihnen gelingt, schwächen Sie die Macht, die die Trance über Sie hat.

Positive Trancen

Es ist möglich, die Kraft einer Trance zu nutzen. Sie hilft Ihnen dabei, Ihr Ziel beim Abnehmen zu erreichen.

Sie können die Kraft Ihres Geistes so nutzen, dass sie für Sie arbeitet. Dies ist eine positive Trance und eine Form der Selbsthypnose.

Wie funktioniert es?

Wenn Ihr Geist sich etwas immer wieder vorstellt, beginnt er zu glauben, dass es tatsächlich passiert ist.

Wir alle sind schon einmal aus einem Traum aufgewacht und wussten zunächst nicht, ob er real war oder nicht. Wenn Ihr Geist sich daher immer wieder vorstellt, dass Sie schlank und gesund sind, wird er nach Möglichkeiten suchen, dies Realität werden zu lassen.

Durch das Praktizieren von Achtsamkeit haben Sie bereits geübt, sich in einen wunderbar beruhigenden tranceähnlichen Zustand zu versetzen. Das ist der Beginn der Selbsthypnose.

Stellen Sie sich Ihr Ziel vor

Es ist extrem wirksam, wenn Sie Ihr Ziel zu einer starken Kraft in Ihrem Geist werden lassen. Künftig wird dies wie ein großer Magnet funktionieren, der Sie anzieht – es wird Ihnen die Zuversicht und Entschlossenheit verleihen, Ihr Wunschgewicht zu erreichen.

Lesen Sie sich diese Seite einmal ganz durch und entwickeln Sie in Ihrer Vorstellung dann eine kraftvolle Vision, wie es sich anfühlen wird, einen schlankeren, gesünderen Körper zu haben.

- Praktizieren Sie zur Entspannung die Achtsamkeitsübung auf Seite 45.

- Lassen Sie Ihren Geist zur Ruhe kommen, während Sie beginnen, sich auf Ihre Atmung zu konzentrieren.

- Stellen Sie sich in diesem Zustand der Entspannung vor, dass Sie Ihr Ziel erreicht haben.

- Sie tragen die Kleidung, die Sie tragen möchten. Achten Sie darauf, wie andere Menschen auf Ihr neues, schlankeres Selbst reagieren – wie wunderbar es sich anfühlt, den Tag in diesem schlanken, gesunden Körper zu verleben.

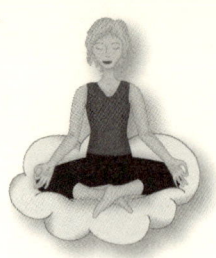

• Stellen Sie sich vor, Sie sind beim Shoppen und probieren Kleidungsstücke an, die genau die passende Größe für Ihr schlankeres Selbst haben. Spüren Sie, wie die Kleidung sich beim Anprobieren anfühlt – spüren Sie, wie sie sich an Ihren Körper schmiegt und wie perfekt sie passt.

• Möglicherweise sehen Sie sich auch in einem Spiegel und stellen fest, wie toll Sie aussehen.

• Genießen Sie dieses Gefühl. Sehen Sie sich nun das Datum auf dem Kalender an – das ist das Datum, an dem Sie Ihr Ziel erreichen werden.

• Sie werden feststellen, dass Sie lächeln, weil Sie wissen, dass es so sein wird.

Öffnen Sie nun die Augen.

Proben Sie den Restaurantbesuch

Wenn Sie zu Hause sind, können Sie kontrollieren, was Sie essen. Aber wenn Sie in ein Restaurant gehen, haben Sie vielleicht das Gefühl, als wären Sie ins tiefe Wasser geworfen worden, ohne schwimmen zu können. Möglicherweise spüren Sie plötzlich einen Anflug von Panik, sobald Sie all die angebotenen Speisen vor sich sehen.

- Praktizieren Sie zunächst die Achtsamkeitsübung, um Ihre Gedanken zur Ruhe zu bringen (s. S. 45).

- Sobald Sie sich ruhig fühlen und sich mit Ihrer Konzentration nach innen gewendet haben, stellen Sie sich vor, dass Sie sich fertigmachen, um auswärts essen zu gehen. Sie können visualisieren, wie der Abend verläuft, so als würden Sie einen Film anschauen.

- Stellen Sie sich vor, wie Sie im Restaurant ankommen, in dem Sie essen werden. Beobachten Sie, wie Sie sich an einen Tisch setzen. Sie sind gelassen und selbstbewusst.

- Beobachten Sie, wie Sie Speisen und Getränke auswählen, die Ihnen helfen, Ihr Ziel eines schlankeren Selbst zu erreichen.

- Sie spüren, dass Sie die Kontrolle haben. Es scheint so leicht zu sein, gesundes Essen auszuwählen.

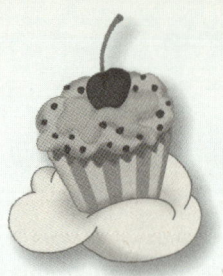

 Achten Sie auch darauf, dass Sie aufhören zu essen, wenn Sie keinen Hunger mehr haben – Sie legen Messer und Gabel beiseite und lassen womöglich Essen auf Ihrem Teller zurück.

 Am Ende der Mahlzeit fühlen Sie sich glücklich, entspannt und zufrieden.

 Öffnen Sie Ihre Augen.

Wiederholen Sie diese Übung ein paar Mal, bevor Sie zum Essen in ein Restaurant gehen.

Bereiten Sie sich auf eine stressige Situation vor

Manchmal wissen Sie, dass ein bevorstehendes Ereignis Stress bei Ihnen verursachen wird. Es kann eine Situation an sich sein – etwa eine offizielle Veranstaltung im Rahmen Ihrer Arbeit oder eine Präsentation – der Stress kann aber auch durch Menschen in Ihrem Umfeld erzeugt werden, zum Beispiel durch die Aussicht, dass Sie Zeit mit jemandem verbringen müssen, mit dem Sie nicht gut klarkommen.

Selbst wenn Sie keine Kontrolle über die Situation haben, die den Stress verursacht, *können* Sie die Wirkung, die sie auf Sie und Ihr Essverhalten haben wird, mithilfe von Selbsthypnose reduzieren. Sie können den tieferen Teil Ihres Geistes lehren, wie Sie sich verhalten möchten.

Versetzen Sie sich mithilfe der Achtsamkeitsübung (s. S. 45) in einen ruhigen, nach innen ausgerichteten Zustand und denken Sie an die Situation.

Beobachten Sie sich selbst, während Sie die gesamte Begegnung erleben – beginnend mit der Vorbereitung darauf bis zu dem Moment, in dem Sie wieder nach Hause gehen können.

Lassen Sie zu, dass die Ruhe, die Sie in diesem Zustand der Achtsamkeit erleben, Ihre Vorstellung davon verändert, wie Sie sich während der Situation fühlen und verhalten werden.

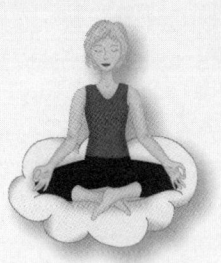

 Achten Sie darauf, ob Sie anders auf andere Menschen reagieren.

 Lassen Sie das Ereignis mehrere Male in Ihrem Geist ablaufen und stellen Sie sich dabei eine Reihe potenziell stressiger Situationen vor. Beobachten Sie, wie gefasst, entspannt und souverän Sie reagieren.

 Achten Sie darauf, wie ruhig Sie mit der Situation umgehen können.

 Öffnen Sie Ihre Augen.

Jedes Mal, wenn Sie diese Übung durchführen, werden Sie wahrscheinlich feststellen, dass Sie noch besser und ruhiger auf die Situation reagieren. Und wenn der Tag dann tatsächlich gekommen ist, werden Sie gefasst, entspannt und in der Lage sein, gut damit fertig zu werden.

7

Bewegen Sie sich

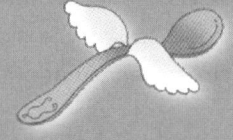

Die meisten meiner übergewichtigen Klienten sind Mitglieder in einem Fitnessclub. Und die meisten erzählen mir bei der ersten Sitzung, wie sehr es ihnen widerstrebt, ins Fitnessstudio zu gehen, dass sie aber nun beginnen werden, regelmäßig dort zu trainieren.

Ich frage sie: »Warum?«

Wenn es Ihnen im Fitnessstudio nicht gefällt, kündigen Sie Ihre Mitgliedschaft!

Es gibt so viele andere Möglichkeiten, Sport zu treiben.

Walken, Schwimmen, Joggen, Tanzen, Rad fahren, Yoga, Tennisspielen, Segeln, Rudern, Judo, Reiten …

Sie sollten sich etwas suchen, das Ihnen Spaß macht. Sonst werden Sie nicht lange dabei bleiben.

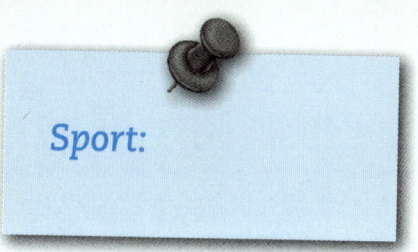

Sport:

 Verbrennt Kalorien

 Regt den Stoffwechsel an

 Macht Ihr Gehirn glücklich

 Macht Sie fit

Mein Stoffwechsel wird immer träger

Ich werde älter.

Ich kann nicht abnehmen.

Unsinn!

In Wirklichkeit machen Sie wohl weniger Krafttraining und haben daher viel weniger Muskelmasse – *dadurch* verlangsamt sich Ihr Stoffwechsel.

Der beste Weg, Ihren Stoffwechsel anzukurbeln?

Bewegen Sie sich!

Ihr Stoffwechsel

 … ist nicht statisch.

 Er kann sich durch Ernährung und durch Sport verändern.

 Wenn Sie eine strenge Diät machen und Mahlzeiten auslassen, denkt Ihr Körper, dass eine Hungersnot herrscht. Also verlangsamt er den Stoffwechsel, um Energie zu sparen.

**Falls Sie weiterhin Diäten machen,
werden Sie zunehmen.**

**Hören Sie auf,
Ihren Körper auszuhungern.**

Essen Sie, um abzunehmen!

Wasser Wasser Wasser

Wenn Sie dehydriert sind,
wird Ihr Körper langsamer.

Ihr Stoffwechsel wird träger.

Sie haben ein falsches Hungergefühl.

Trinken Sie daher ein Glas Wasser!

Sport kann Ihre Stoffwechselrate verdoppeln –

allerdings müssen Sie so intensiv
trainieren, dass Sie schwitzen
und außer Atem geraten!

Bringen Sie die blockierte Energie in Bewegung!

Ihr Gehirn ist ein Energiezentrum, das manchmal einen Schub benötigt.

Wenn Sie sich träge und lustlos fühlen, sollten Sie die Energie in Bewegung bringen.

- Setzen Sie sich bequem hin.

- Werden Sie sich Ihrer Atmung bewusst und atmen Sie tief und langsam.

- Legen Sie Ihre Daumen an Ihre Schläfen; die übrigen Finger lassen Sie in der Mitte der Stirn aufliegen.

- Ziehen Sie die Finger langsam auseinander, sodass die Haut sanft gedehnt wird.

- Wiederholen Sie diesen Prozess oberhalb Ihrer Stirn sowie am höchsten Punkt des Kopfes und am Hinterkopf.

- Ziehen Sie Ihre Finger schließlich am Nacken entlang bis zu den Schultern und lassen Sie Ihre Hände dann nach unten fallen. Atmen Sie tief ein und aus.

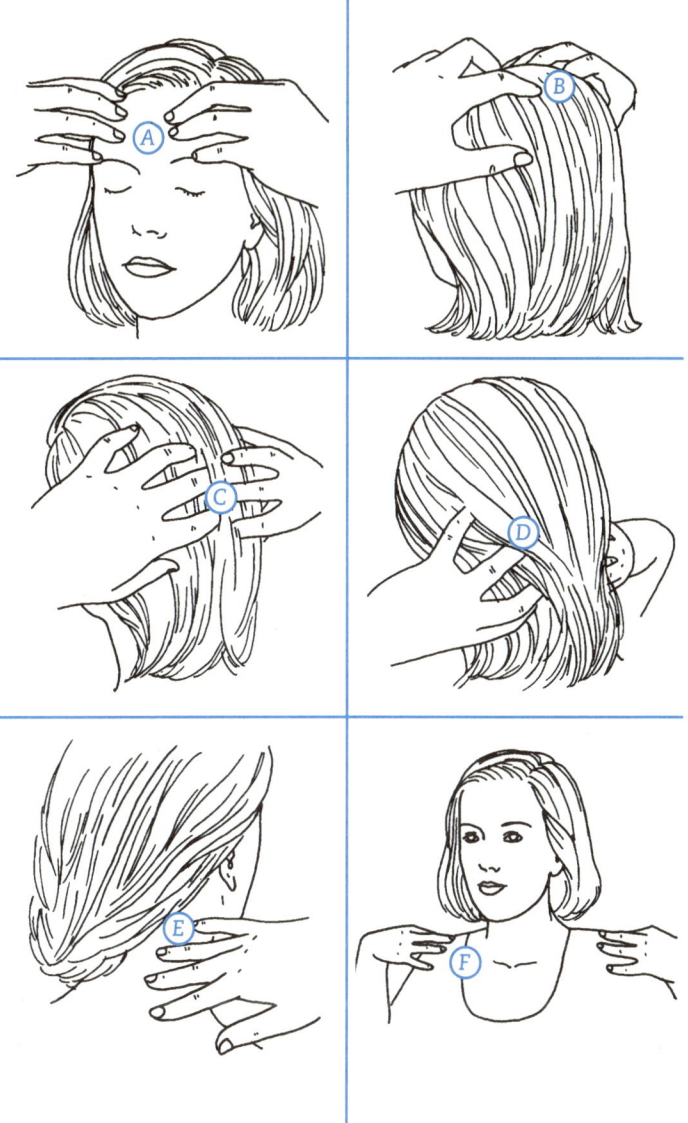

Ihr Immunsystem stärken

Wenn Sie sich geistig und körperlich gestärkt fühlen, haben Sie mehr Energie dafür, Sport zu treiben.

Mithilfe der folgenden Akupressurübung können Sie Ihr Immunsystem stärken.

Legen Sie Ihre Finger auf die hervorstehenden Punkte Ihres Schlüsselbeins. Ertasten Sie nun die Vertiefungen, die unmittelbar darunter liegen (im oberen Brustbereich). Drücken Sie eine Minute lang fest auf diese Punkte und atmen Sie dabei tief ein und aus.

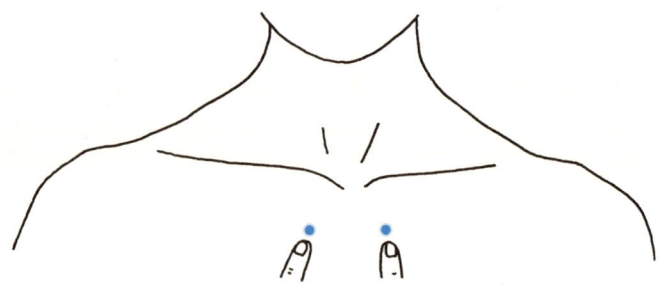

Wenn Sie etwas sechs Wochen lang tun, wird es zur Gewohnheit.

Tun Sie es drei Monate, wird es Teil Ihres Lebensstils.

Was heißt das für Sie?

Zunächst kostet es vielleicht etwas Mühe, sich an die neue Ernährungsweise oder das Fitnessprogramm zu halten. Aber halten Sie durch, denn bereits in wenigen Wochen wird es Ihnen leichtfallen und sehr bald wird es zu Ihrem Leben dazugehören.

Sie werden sich automatisch gesünder ernähren und mehr Sport treiben.

Klopftechnik für Ihren Stoffwechsel

Gehen Sie die Punkte in der Klopfanleitung nacheinander durch und machen Sie bei jeder Aussage einen kompletten Durchgang. Wiederholen Sie jede Aussage laut, während Sie klopfen.

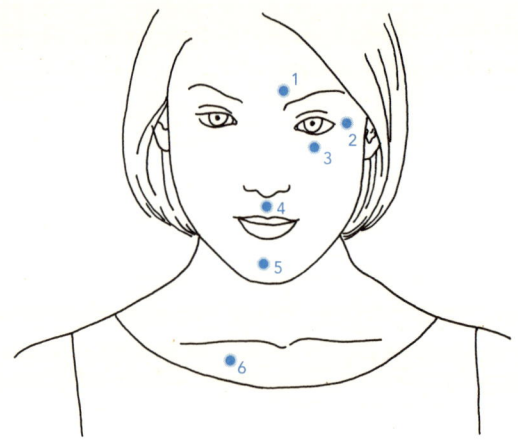

Obwohl ich das Gefühl habe, dass mein Stoffwechsel träge ist, bin ich in Ordnung.

Ich kann mich von allem lösen, was meinen Stoffwechsel träge macht.

Ich kann zulassen, dass sich mein Stoffwechsel beschleunigt.

Ich spüre eine pulsierende Energie, die durch meinen Körper strömt; mein Körper verbrennt mehr Kalorien und beschleunigt seine Stoffwechselprozesse.

Ich kann zulassen, dass meine Stoffwechselrate sich so beschleunigt, dass es für mich ideal ist.

Sport baut Anspannung
und Stress ab.

Sport setzt Endorphine frei –
diese sorgen dafür,
dass es Ihnen gut geht!

Sie sind ausgeglichener und
glücklicher!

Wenn Sie glücklicher sind,
ernähren Sie sich gesünder
und essen weniger.

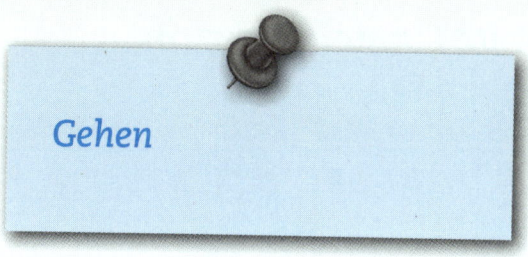

Gehen

Der Autor und Wissenschaftler Dr. James Hill hat Folgendes herausgefunden:

 Schlanke Menschen machen täglich circa **5000 Schritte**.

 Übergewichtige Menschen machen täglich circa **3000 Schritte**.

Besorgen Sie sich ein Pedometer!!!

Nur 2000 zusätzliche Schritte pro Tag könnten Ihr Leben
nachhaltig verändern.

Die negative Einstellung zum Sport wegklopfen

Gehen Sie die Punkte in der Klopfanleitung nacheinander durch und machen Sie bei jeder Aussage einen kompletten Durchgang. Wiederholen Sie jede Aussage laut, während Sie klopfen.

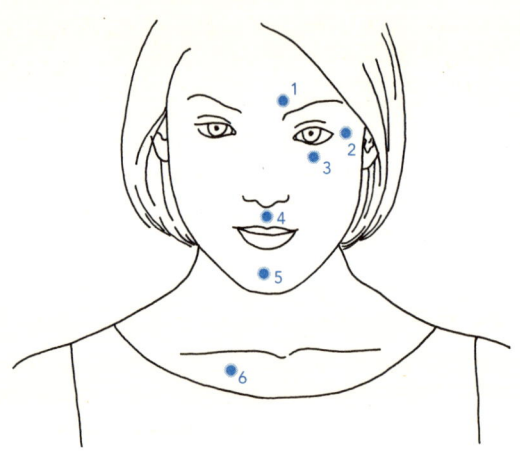

Obwohl ich eigentlich keine Lust darauf habe, Sport zu treiben, bin ich in Ordnung.

Obwohl ich mich nicht dazu aufraffen will, Sport zu treiben, bin ich in Ordnung.

Obwohl ich müde bin, akzeptiere ich mich.

Obwohl ich mir Sorgen mache, dass ich nicht genügend Energie habe, um Sport zu treiben, bin ich in Ordnung.

Obwohl es mir extrem widerstrebt, Sport zu treiben, akzeptiere ich mich.

Obwohl ich mich vor Veränderungen fürchte, bin ich in Ordnung.

Zum Ende der Übung wiederholen Sie die letzte Aussage, während Sie den empfindlichen Punkt sanft massieren.

Um die Übung abzuschließen klopfen Sie den Karate-Punkt achtmal.

Haben Sie immer noch eine negative Einstellung zum Sport?

Mithilfe der folgenden Klopftechnik können Sie Ihre negative Haltung verändern.

Klopfen Sie mit den Fingerspitzen Ihrer rechten Hand auf die linke Schläfe, bewegen Sie sich dann weiterklopfend hinter dem Ohr und am Hals entlang bis zur Schulter. Führen Sie die Klopftechnik danach auf der anderen Körperseite durch. (Falls Sie Linkshänder sind, sollten Sie den Ablauf in umgekehrter Reihenfolge durchmachen.)

Linke Seite:
Sprechen Sie den folgenden Satz laut aus, während Sie klopfen. Wiederholen Sie den Ablauf fünf Mal:

> **Jetzt habe ich die nötige Motivation, die mir bisher gefehlt hat.**

Rechte Seite:
Sprechen Sie den folgenden Satz laut aus, während Sie klopfen. Wiederholen Sie den Ablauf fünf Mal:

> **Ich bin motiviert, Sport zu treiben. Wenn ich Sport treibe, geht es mir großartig.**

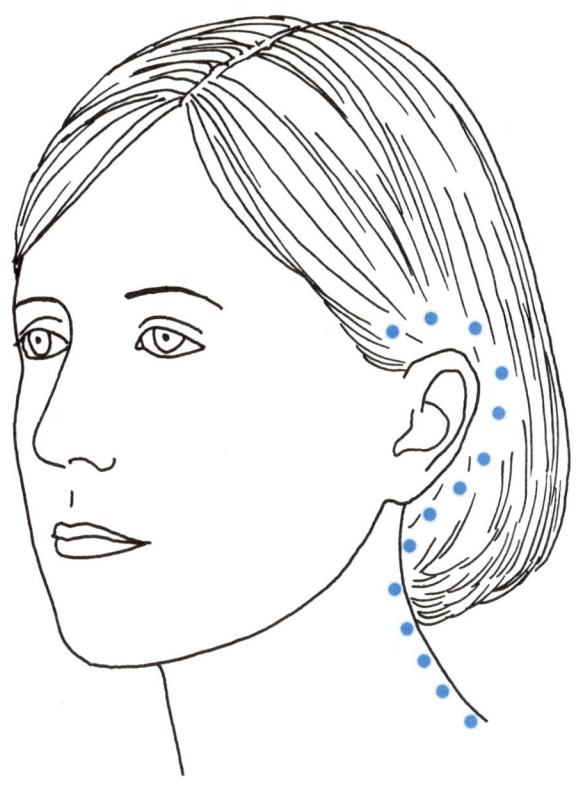

Fühlen Sie sich antriebslos?

Dann probieren Sie diese Energie-Klopftechnik aus:

- Atmen Sie tief durch die Nase ein und aus.

- Legen Sie Ihre Daumen an Ihre Schläfen, lassen Sie die anderen Finger in der Mitte der Stirn aufliegen und ziehen Sie Ihre Finger dann vorsichtig auseinander.

- Klopfen Sie nun mit beiden Zeigefingern gleichzeitig acht Mal sanft auf den unteren Rand Ihrer Augenbrauen.

Wiederholen Sie die Klopftechnik dann auf beiden Seiten des Gesichts, direkt neben den äußeren Augenwinkeln.

- Klopfen Sie mit Ihren Fingerspitzen auf Ihre Schläfen und bewegen Sie sich dann weiterklopfend hinter Ihren Ohren entlang und am Hals hinunter. Wiederholen Sie diesen Ablauf drei Mal.

- Klopfen Sie mit Ihren Zeigefingern jeweils acht Mal auf den Bereich unter beiden Augen, dann oberhalb Ihrer Oberlippe und schließlich auf das Kinn.

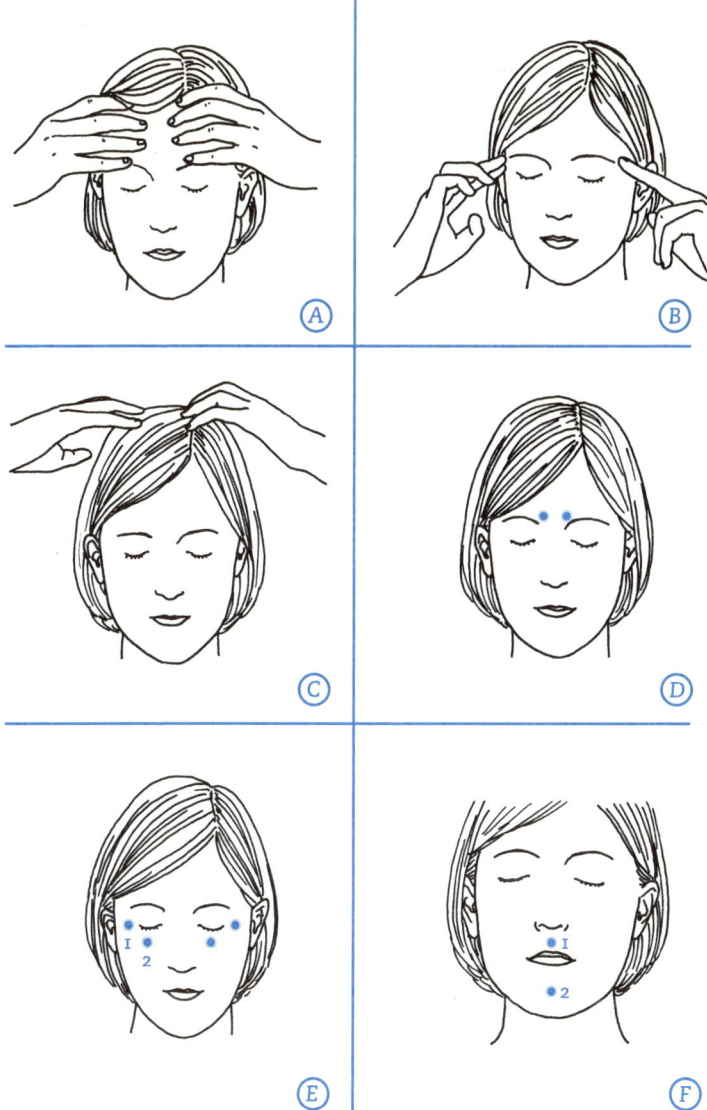

Seien Sie sich im Klaren darüber, dass Sie Fehler machen werden – Sie sind nicht perfekt

Sie sind auch nur ein Mensch.

Wenn Sie das akzeptieren, müssen Sie keine Energie damit verschwenden, sich wegen ein paar Fehlern Selbstvorwürfe zu machen. Sie müssen Ihren Plan für den Tag oder die Woche nicht aufgeben, nur weil Sie einen Keks gegessen haben – Sie können mit den Achseln zucken und sich sanft wieder auf den richtigen Weg stupsen.

Wenn Sie weniger Energie damit verschwenden, sich über sich selbst zu ärgern, haben Sie mehr Energie übrig, um Sport zu treiben.

Sauerstoff Sauerstoff Sauerstoff

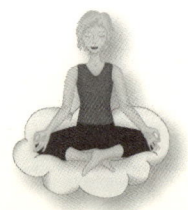

Erhöhen Sie Ihr Sauerstoffniveau und fördern Sie Ihre Gewichtsabnahme

 Durch die Atmung werden Giftstoffe abgebaut.

 Sauerstoff fördert die Fähigkeit Ihres Körpers, Nährstoffe aufzunehmen.

 Durch die Atmung können Sie Ihre Stoffwechselrate um 30 Prozent erhöhen.

 Das heißt, Sie verbrennen mehr Kalorien!

Die meisten Menschen haben eine flache Atmung.
Sie atmen lediglich im oberen Brustbereich.

Denken Sie bewusst an Ihre Atmung.

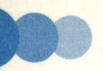

Ihr Sauerstoffniveau erhöhen

- Stellen Sie sich hin.

- Ballen Sie eine Hand zur Faust und legen Sie sie sanft unterhalb Ihrer Rippen auf den Bauch.

- Legen Sie die andere Hand auf die Faust und drücken Sie vorsichtig dagegen.

- Atmen Sie tief durch die Nase gegen den Druck Ihrer Hände ein und lösen Sie den Druck mit der Ausatmung wieder.

- Wiederholen Sie die Atmung fünf Mal.

- Sie werden einen Energieschub in Geist und Körper spüren.

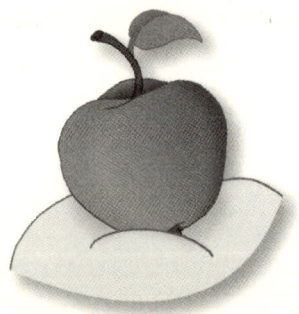

8

Erreichen Sie Ihr Ziel

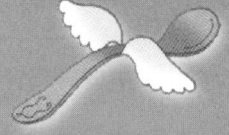

Sie haben das Ziel abzunehmen. Sie wollen der schlanke, gesunde Mensch werden, von dem Sie so lange geträumt haben.

Wenn Sie Ihr Ziel erreichen möchten, **sollten Sie wissen, was Sie wollen** und wohin Sie gehen. Denn wenn Sie nicht wissen, wohin Sie gehen, werden Sie auch nie ankommen.

Darüber hinaus ist es wichtig, **die Hindernisse zu erkennen,** die Ihnen möglicherweise beim Abnehmen im Weg stehen. Wenn Sie sich bewusst darüber sind, um welche Hindernisse es sich handelt, können Sie **gezielt dagegen angehen und sie überwinden**.

Woran werden Sie erkennen, dass Sie Ihr Ziel erreicht haben?

An den Ziffern auf der Waage?
Daran, wie viele Kilometer Sie laufen können?
Daran, dass Sie in eine bestimmte Jeans hineinpassen?

Wann möchten Sie Ihr Ziel erreicht haben?

In einem Monat? In sechs Monaten? In zwölf Monaten?

Denken Sie in Ruhe darüber nach und setzen Sie sich ein realistisches Datum.

Wenn Sie nicht wissen, wohin Sie gehen, werden Sie auch nie ankommen.

Was hindert Sie?

Was hindert Sie daran, das überschüssige Gewicht abzunehmen, beziehungsweise, was hat Sie bisher möglicherweise daran gehindert?

Stellen Sie sich vor, Sie hätten Ihr Ziel erreicht und hätten die Kleidergröße, das Gewicht und die Figur, die Sie sich wünschen. Schließen Sie einfach Ihre Augen und stellen Sie sich das ein paar Minuten lang vor.

Wie fühlt es sich an, diese Kleidergröße zu haben?

- Löst die Vorstellung, diese Kleidergröße zu haben, irgendwelche negativen Gefühle bei Ihnen aus?
- Haben Sie sich selbst irgendein Versprechen gegeben, das Sie erfüllen müssen, sobald Sie so schlank sind? Handelt es sich dabei womöglich um etwas, das Sie unter Druck setzen würde?
- Gibt es irgendjemanden in Ihrem Leben, der sich nicht darüber freut, was Sie erreicht haben oder wie Sie aussehen?
- Denken Sie darüber nach, wie Sie mit Negativität umgehen würden. Wenn Sie auf negative Reaktionen vorbereitet sind, werden Sie dadurch nicht aus der Bahn geworfen. Sie sind vielmehr in der Lage, solche Reaktionen an sich abprallen zu lassen und eine innere Zufriedenheit zu empfinden.

Versprechen

Nehmen Sie sich ein paar Momente Zeit, um über die Dinge nachzudenken, die Sie sich selbst versprochen haben, sobald Sie schlank sein werden.

Vielleicht haben Sie gelobt, dass Sie sich neue Kleidung kaufen oder endlich eine neue Frisur ausprobieren werden.

Oder Sie haben sich selbst versprochen, dass Sie etwas Größeres verändern werden. Vielleicht wollen Sie

• sich für einen Kurs an der Universität einschreiben, den Sie schon immer einmal belegen wollten

• einen neuen Job anfangen – einen, der Sie wirklich fordert oder für den Sie sich stärker begeistern

• sich wieder auf eine Beziehung mit jemandem einlassen

Manchmal versprechen wir uns selbst Dinge, die wir wirklich ernsthaft wollen, vor denen wir aber auch etwas Angst haben. Machen Sie kleine Schritte, um Ihr großes Ziel zu erreichen – besorgen Sie sich die Unterlagen für den Kurs an der Universität, sprechen Sie mit einem Karriereberater über mögliche berufliche Veränderungen oder bitten Sie Freunde, Sie mit ein paar ihrer Singlefreunde bekannt zu machen.

Negative Menschen

Es ist schwer sich vorzustellen, dass es Menschen in Ihrem Leben geben könnte, die negativ auf Ihren Gewichtsverlust reagieren werden.

Doch es könnte der Fall sein.

Wenn Sie sich bewusst machen, wodurch die negativen Emotionen hervorgerufen werden, können Sie besser damit umgehen – und hinsichtlich Ihres persönlichen Ziels zuversichtlich sein.

 Manchmal fühlen Freunde sich durch Ihr »neues Selbst« bedroht und versuchen, Sie wieder in Ihre alte Form zurückzudrängen, damit sie sich in ihrem eigenen Leben wieder wohlfühlen.

 Partner können neidisch auf die Aufmerksamkeit sein, die Sie durch Ihre schlankere Figur auf sich ziehen. Möglicherweise befürchten sie auch, verlassen zu werden, da Ihr Selbstbewusstsein wächst.

 Familienmitglieder – Mütter, Väter, Geschwister – könnten negative Bemerkungen über Ihr neues Aussehen machen. Ihr Gewichtsverlust könnte deren eigene Unsicherheit stärker zum Vorschein bringen.

Sehen Sie Veränderungen gelassen entgegen?

- Während Sie abnehmen und sich einer neuen Figur annähern, der Figur, die Sie sich immer gewünscht haben, leiten Sie Veränderungen ein.

- Sie selbst sowie die Art und Weise, wie Sie empfinden, verändern sich, außerdem nimmt Ihr Umfeld Sie anders wahr und geht anders mit Ihnen um.

Veränderungen können Sie verunsichern und dazu führen, dass Sie wieder in Ihre alten Gewohnheiten verfallen – und das bereits abgenommene Gewicht erneut zunehmen. Das könnte Ihnen ein vertrautes Gefühl der Sicherheit verleihen.

Vielleicht ist das in der Vergangenheit bereits passiert, ohne dass Sie sich dessen bewusst waren.

Doch nun erkennen Sie diese Mechanismen immer besser und eignen sich neue Strategien an, um mit diesen Veränderungen fertig zu werden und Ihr neues schlankeres, gesünderes Selbst willkommen zu heißen.

Es ist sehr wichtig, dass Sie sich mit Ihrem neuen Selbst wohlfühlen.

Hindernisse beim Abnehmen wegklopfen

Gehen Sie die Punkte in der Klopfanleitung nacheinander durch und machen Sie bei jeder Aussage einen kompletten Durchgang. Wiederholen Sie jede Aussage laut, während Sie klopfen.

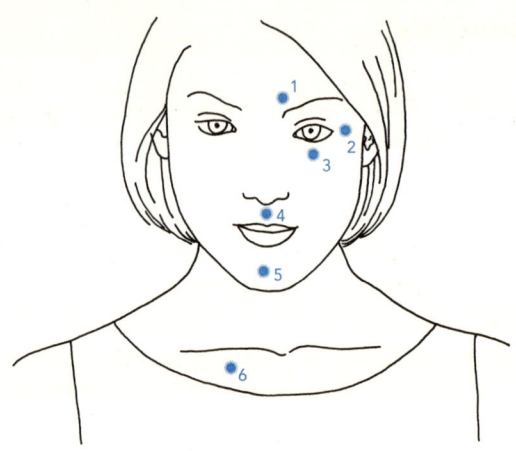

Obwohl ich Angst vor dem Schlanksein habe, bin ich in Ordnung.

Möglicherweise gab es Gründe in meiner Vergangenheit, die mich daran gehindert haben, schlank zu werden. Davon kann ich mich nun lösen.

Ich kann zulassen, dass ich mich weiterentwickle.

Ich bin jetzt stärker und kann es genießen, schlanker zu sein.

Ich bin nicht mehr die Person, die ich einmal war. Ich bin jetzt selbstbewusster und akzeptiere mich selbst.

Ich kann es zulassen, schlank und glücklich zu sein.

Ich kann zulassen, dass ich mein Ziel erreiche.

Setzen Sie sich einen Termin, zu dem Sie Ihr Ziel erreichen werden

Notieren Sie sich den Termin, zu dem Sie Ihr Ziel erreichen werden, in Ihrem Terminkalender.

Denken Sie an die Veränderungen, die in Ihrem Leben bereits begonnen haben und es Ihnen ermöglichen werden, dieses Ziel problemlos zu erreichen.

Vielleicht müssen Sie noch ein paar weitere Dinge – jeweils zusammen mit einem Termin – notieren. Dinge, die Sie tun werden, um den Weg zu Ihrem ersehnten Ziel stets weiterzuverfolgen.

Während der Termin näher rückt, sollten Sie Ihre Fortschritte immer wieder überprüfen und gegebenenfalls bestimmte Dinge verändern, damit Sie Ihr Ziel auch erreichen.

Lächeln Sie – Sie können zufrieden mit sich sein.

Sie verändern sich, Sie verwirklichen Ihr Ziel.

Sie sind wichtig.

Sie sind wichtig.

Sie sind wichtig.

Ist diese Botschaft
angekommen?

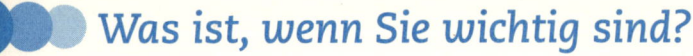

Was ist, wenn Sie wichtig sind?

Dann ist es wichtig, dass Sie auf sich selbst achten.

> Es ist wichtig, dass Sie darauf achten,
> wie es Ihnen geht.

Wenn Sie wichtig sind, dann können Sie sich selbst Zeit einräumen, um Sport zu treiben.

> Wenn Sie ein wertvoller Mensch sind,
> dann ist es wichtig,
> welche Lebensmittel in Ihren Körper gelangen.

Dies ist keine Diät – es ist die Veränderung Ihres Lebensstils

Es kann sein, dass Sie manchmal in alte Muster zurückfallen. Wenn das passiert, dann denken Sie daran, dass das in Ordnung ist. Nehmen Sie ›Forever light‹ in die Hand, es wird Ihnen Unterstützung und Ermutigung bieten.

Sie verdienen es,
glücklich und schlank zu sein,
und Sie können es sein.

Es ist nie zu spät,
das zu werden, was man
hätte sein können.

George Eliot

9

Klopfanleitung

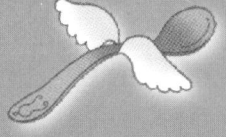

Die Klopftechnik

Mithilfe der Klopftechnik lassen sich negative Emotionen auflösen. Gehen Sie dafür die Punkte in der Abbildung nacheinander durch und klopfen Sie circa acht Mal vorsichtig mit Daumen und Zeigefinger auf jeden Punkt. Sprechen Sie beim Klopfen den jeweiligen Satz aus.

- Sagen Sie den Satz und klopfen Sie dabei zunächst auf den Karatepunkt.

- Fahren Sie dann mit dem Augenbrauenpunkt sowie mit all den anderen Punkten im Gesicht fort. Es ist hilfreich, sich die Punkte als Fragezeichen vorzustellen.

- Nun legen Sie Ihren Arm diagonal über Ihre Brust, sodass Ihre Finger auf dem Schlüsselbein aufliegen.

- Mit der anderen Hand klopfen Sie nun auf die Seite jedes Fingers, neben dem Nagel.

- Massieren Sie dann den Gamutpunkt, der sich auf der Handoberfläche zwischen dem Ringfinger und dem kleinen Finger befindet, und schließen Sie den Durchgang mit dem Karatepunkt ab.

Es ist egal, welche Körperseite Sie beklopfen.

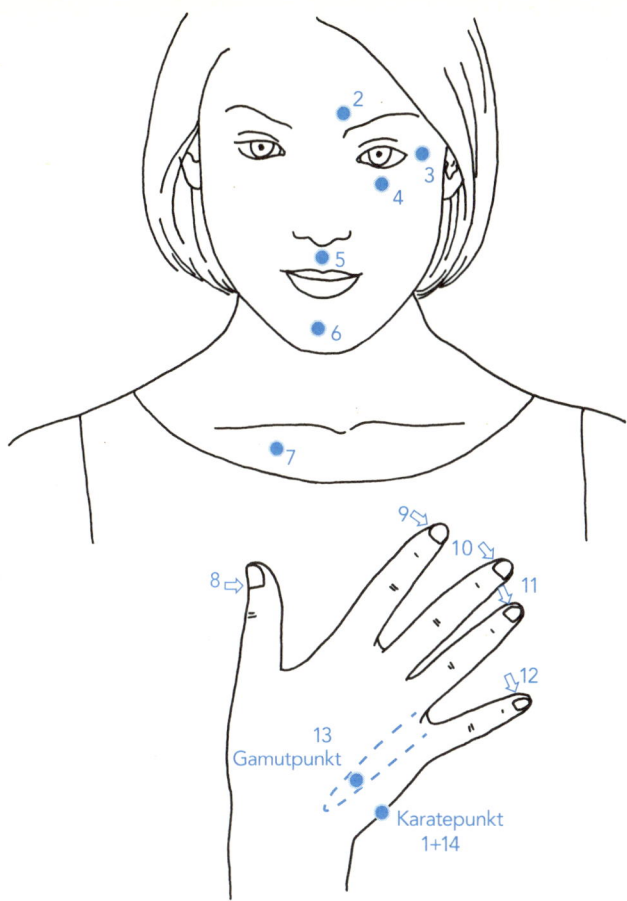

1 Karatepunkt	8 Daumen
2 Augenbraue	9 Zeigefinger
3 Äußerer Augenwinkel	10 Mittelfinger
4 Unter dem Auge	11 Ringfinger
5 Unter der Nase	12 kleiner Finger
6 Unter dem Mund	13 Gamutpunkt
7 Empfindlicher Punkt	14 Karatepunkt

Danksagung

Ich möchte meinem Agenten Darley Anderson und seinem Team danken, vor allem Sophie Gordon, die an dieses Buch geglaubt hat, und Clare Wallace, die großartig ist.

Außerdem möchte ich mich bei Anne Lawrance und Helen Stanton und allen anderen bei Little Brown bedanken, die an diesem Buch mitgewirkt haben.

Mein Dank geht auch an meine Familie, meinen Mann Michael und meine Töchter Rosie und Molly für ihre Liebe und ihr Verständnis.